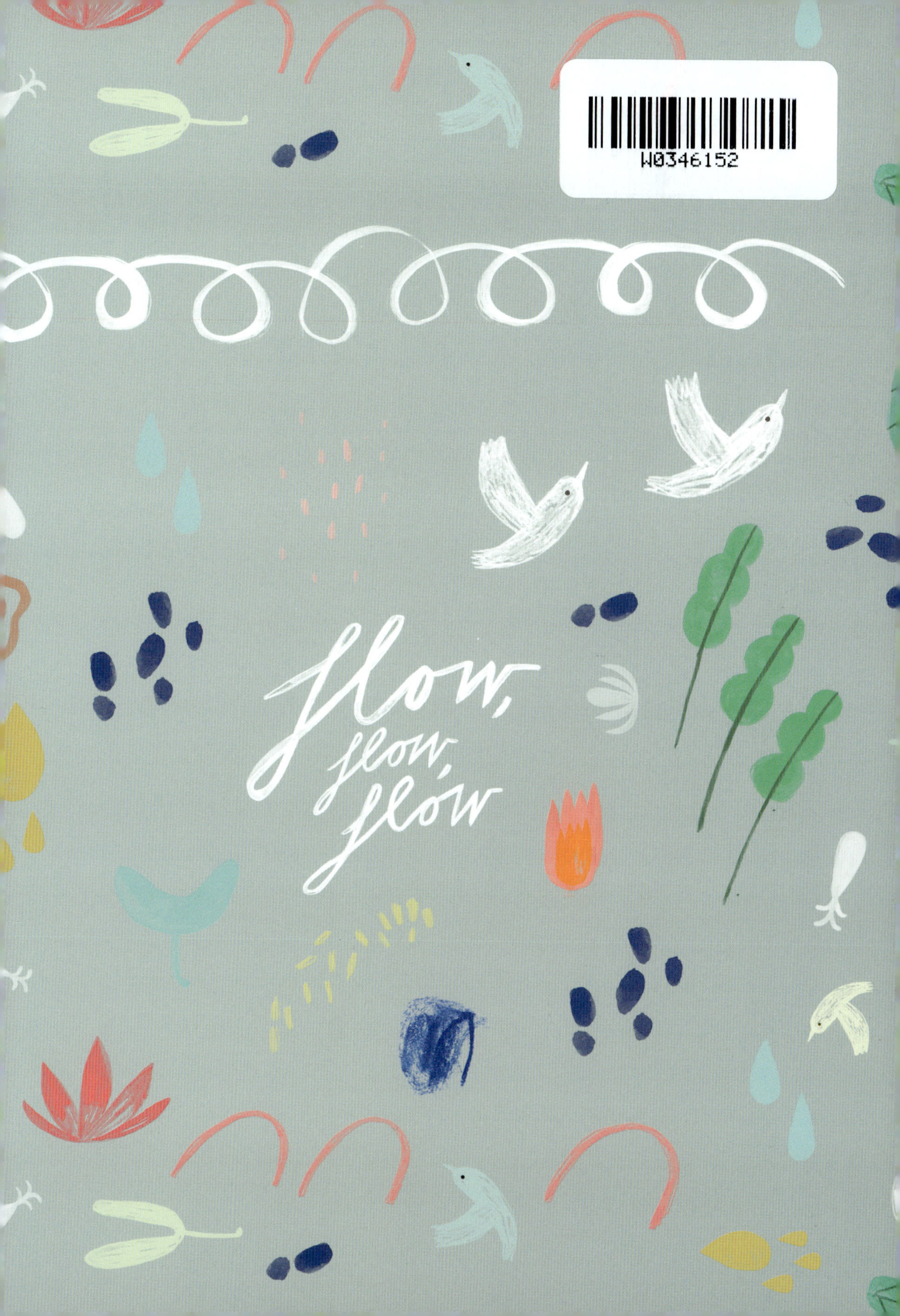
flow,
flow,
flow

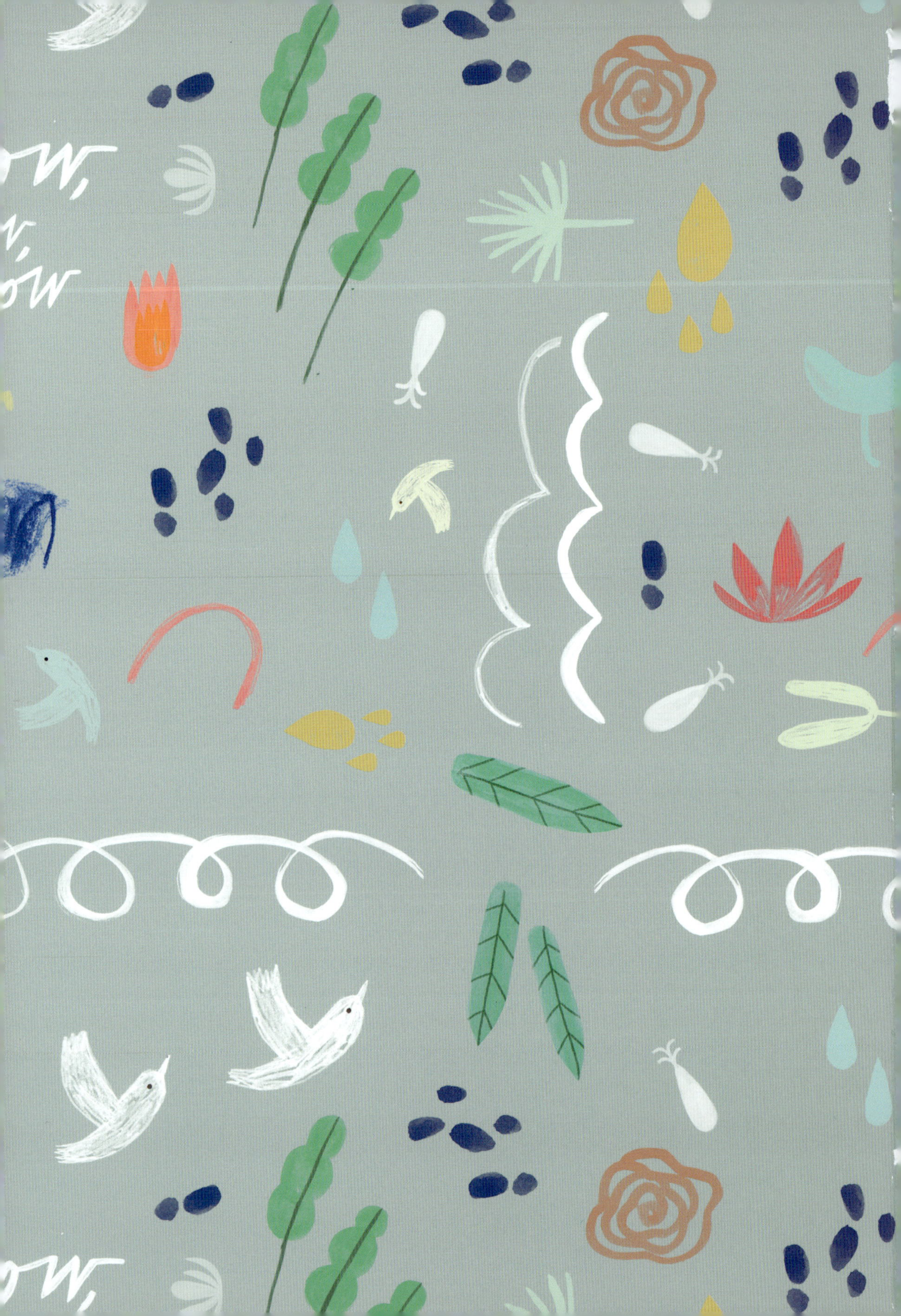

FLOW FLOW FLOW

LISA FENGER &
MAREIKE ENGELKE

MIT AYURVEDA

Mitten im Leben, voller Freude,
lebendig und gesund

KÖNIGSFURT-URANIA

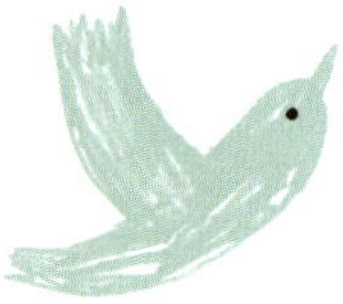

INHALTE

GEHE KLEINE SCHRITTE

Ayurveda ist ein Gesundheitskonzept, das auf den ersten Blick sehr komplex erscheint. Schaut man genauer hin, entdeckt man, dass dieses wunderbare Gesundheitssystem aus vielen tausend kleinen Bausteinen besteht.

Jeder Baustein enthält eine Weisheit, einen Tipp, eine Empfehlung. Einer davon ist dann dein erster Lieblingstipp! Probiere ihn aus und gehe kleine Schritte auf dem Weg zu mehr Gesundheit und Energie.

Wenn du dieses Buch durchblätterst, bleibst du bestimmt an der einen oder anderen Stelle hängen. Das könnte dann genau der Tipp sein, den du in dein Leben integrieren möchtest. Mehr muss es erst einmal nicht sein. Wenn du merkst, oh, da verändert sich ja etwas, dann gehe den nächsten Schritt und probiere etwas Neues aus.

Ayurveda-Ärzte werden in Indien Vaidyas genannt. Sie studieren Ayurveda länger als unsere westlichen Ärzte Medizin an der Universität. So komplex ist Ayurveda. Für einen leichten Einstieg in das große Thema Ayurveda haben wir dieses Buch geschrieben und gezeichnet, damit du ganz leicht in den Flow des Ayurveda kommst. Ayurveda ist ein Weg der kleinen Schritte.

Wir wünschen dir eine wunderbare Entdeckungstour durch die Ayurveda-Welt und komme in den Flow!

Lisa &
mareike

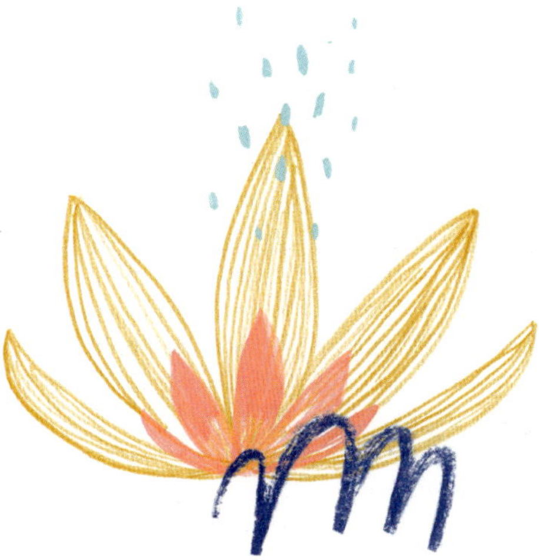

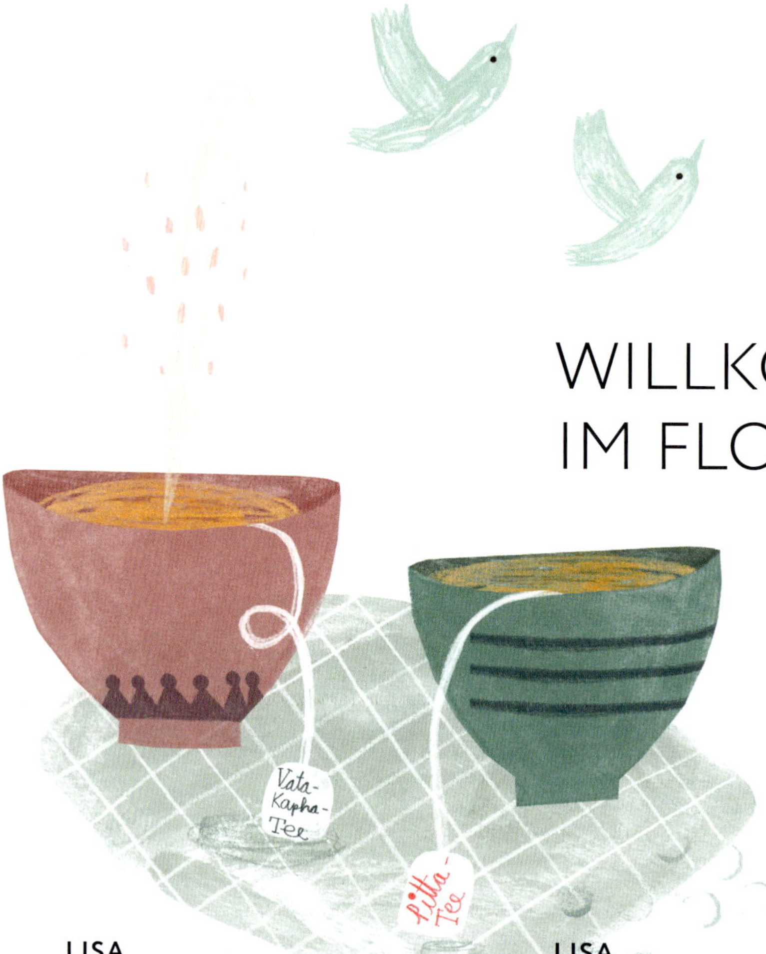

WILLKOMMEN IM FLOW!

LISA
Alles im Fluss, liebe Mareike? Wie ist dein Energiekonto heute?

MAREIKE
Heute fühlt sich alles großartig an! Ich bin um kurz vor 7 Uhr aufgestanden. Das ging ganz leicht, denn ich habe das Zubettgehen tatsächlich auf 10 Uhr vorverlegt. Diese Regelmäßigkeit tut mir richtig gut. Und: Seit einiger Zeit mache ich jeden Morgen etwas Yoga, so etwa 20 Minuten. Das macht mich ausgeglichener und ich habe eine gute, gleichmäßige Energie.

LISA
Weißt du, was mein liebster Tipp aus dem Ayurveda ist? Abends nur ganz leicht und früh essen. Kein Eiweiß mehr, am liebsten eine sämige Gemüsesuppe. Dann schlafe ich immer wie ein Murmeltier. Seitdem ich das immer öfter mache, wache ich morgens mit Bärenkräften auf. Dann bin ich im Flow!

MAREIKE
Das klingt super, Lisa! Du bist so diszipliniert, aber du bist ja auch ein Pitta-Typ und hast auch einfach viel Erfahrung. Und du hast recht, es gibt

so viele Kleinigkeiten im Ayurveda, die ich verändern kann und die mir mehr Energie geben, ohne mich wuselig zu machen, und die mich erden, ohne mich lethargisch zu machen. Eine Riesen-Entdeckung für mich! Ich bin hochmotiviert, nach und nach noch mehr zu integrieren.

LISA

Stimmt, Ayurveda kann ganz schön komplex erscheinen und ich kenne einige, die schnell wieder aufgeben. Aber niemand muss alles sofort wissen und umsetzen. Es genügt, wenn man erst einmal in ganz kleinen Schritten nur das für sich umsetzt, was einem leichtfällt.

MAREIKE

Mir hat am meisten geholfen, dass auch der Tageslauf von den drei Doshas bestimmt ist. Seither mache ich vor 10 Uhr die Dinge, für die ich ein bisschen Erdung brauche. Buchhaltung zum Beispiel. Dafür ist die morgendliche Kapha-Zeit ideal. Von 10 Uhr bis 14 Uhr, in der Pitta-Zeit, mache ich konzentriert alle Projekte, die endlich einmal vorangetrieben werden müssen. In dieser Zeit kann ich mich perfekt konzentrieren, habe Lust auf Details und kann richtig was schaffen. In der Vata-Zeit von 14 Uhr bis 18 Uhr kann ich mich tatsächlich oft nicht mehr konzentrieren und werde dann sogar etwas zögerlich. Da mache ich oft die freien, kreativen Sachen, die sehr viel Leichtigkeit brauchen. Die ideale Zeit, Neues zu beginnen, die Ideen fließen zu lassen.

LISA

Das ist schlau, Mareike! Ich sehe, du hast für dich das gefunden, was du am leichtesten umsetzen kannst.

MAREIKE

Aber jetzt mal zu dir, Lisa. Du lebst ja schon lange ayurvedisch – und das bestimmt so undogmatisch und fröhlich, wie du es selbst bist. Hast du in jüngster Zeit etwas umgesetzt, was dir bisher noch schwerfiel?

LISA

Oh ja! Immer öfter und dann ganz bewusst: weniger Kaffee trinken, mehr heißes Wasser. Ich fühle mich seither innen ganz sauber und frisch, das fühlt sich ganz toll an.

MAREIKE

Das ist bewundernswert, liebe Lisa! Danke für all deine kleinen und großen Tipps, die du auf dem Blog „Ayurveda-Schatztruhe.de“ regelmäßig veröffentlichst.

Leicht, locker und liebevoll abgestimmt auf die individuellen Dosha-Typen machen die ayurvedischen Gesundheitstipps Lust zum Ausprobieren.

Vorwort

EIN INSPIRIERENDER WEGBEGLEITER

Ayurveda kann ganz einfach sein! Dies zeigt dieses wunderschöne Buch, welches so richtig Lust auf Ayurveda im eigenen Leben macht.

Wer bin ich? Welche Ernährung passt zu mir? Und wie kann ich die Herausforderungen des Lebens auf beste Weise meistern? All diese Fragen beantworten die Autorin Lisa Fenger und die Künstlerin Mareike Engelke mit viel Leichtigkeit, Einfühlungsvermögen und Humor, sodass sich Ayurveda sofort im Alltag umsetzen lässt.

Wer also einen inspirierenden Wegbegleiter für die ersten Schritte mit Ayurveda sucht, der findet mit diesem Buch genau die richtige Unterstützung. Und wer sich schon etwas näher mit der traditionellen indischen Ayurveda-Medizin beschäftigt hat, der weiß auch, dass sich hinter diesen einfachen Lebensweisheiten und Gesundheitstipps ein jahrtausendealtes Wissen verbirgt, welches bis heute an über 300 Universitäten in Indien, Sri Lanka und vielen anderen Ländern auf der Welt gelehrt wird.

So vereint dieses neuartige Ayurveda-Buch das alte „Wissen vom Leben" mit dem modernen Lifestyle: Leicht, locker und liebevoll abgestimmt auf die individuellen Dosha-Typen werden die ayurvedischen Gesundheitstipps mit viel Liebe zum Detail anschaulich beschrieben und machen Lust zum Ausprobieren.

Viel Spaß dabei wünscht

Kerstin Rosenberg

Ayurveda-Expertin, Buchautorin und Leiterin der Europäischen Akademie für Ayurveda mit angeschlossenem Kurzentrum

Lieblingstasse
für heißes Wasser,
Ingwertee und
deinen Lieblingstee.

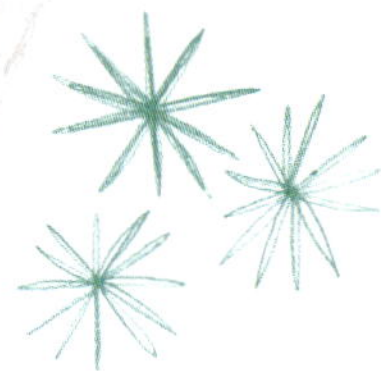

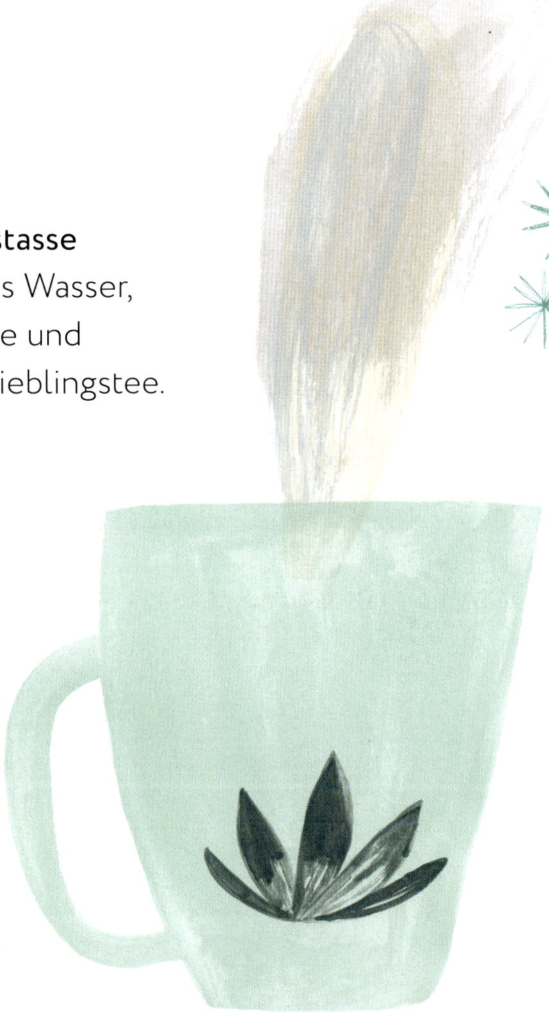

Frischer Ingwer
Ingwertee wirkt
anregend und hält
dich fit.

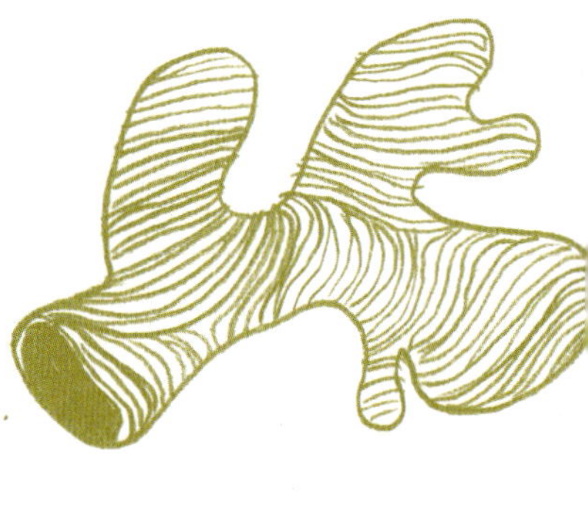

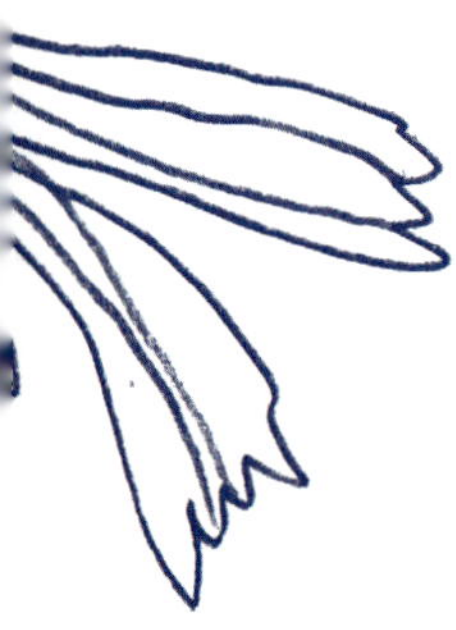

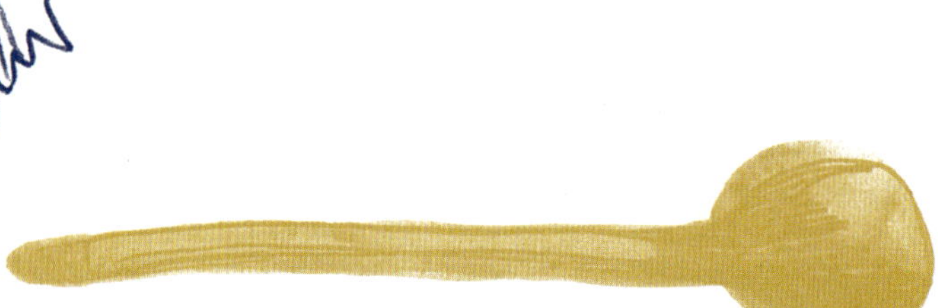

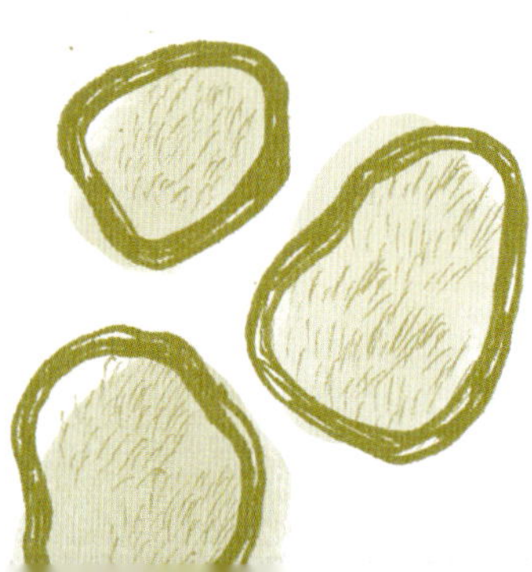

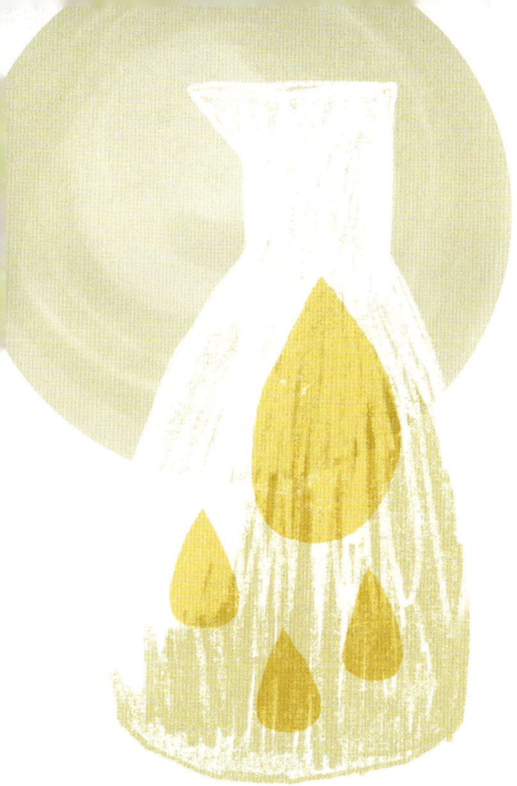

Sesamöl
in bester Bio-Qualität.
Du brauchst es für dein himmlisches Abhyanga, die ayurvedische Ölmassage.

AYURVEDA IST EINFACH

Alles, was du für den Anfang brauchst

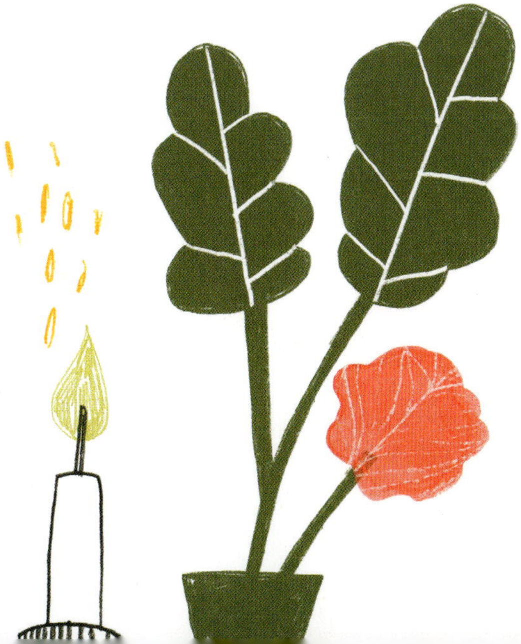

Blumen und Kerzen
Eine positive Stimmung sorgt für eine bessere Verdauung.

Wasserkocher mit Simmerfunktion
Das Wasser kocht von selbst eine bestimmte Zeit, anschließend schaltet sich der Wasserkocher automatisch aus. Du brauchst ihn für das ayurvedisch abgekochte Wasser. Ein Topf tut es natürlich auch.

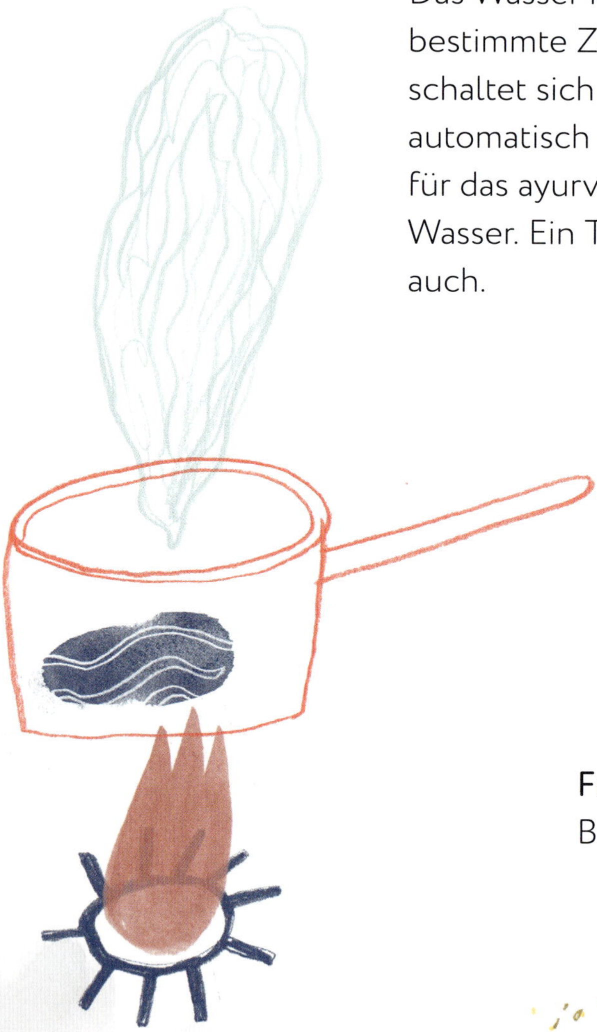

Frischer Kurkuma
Besser als jede Apotheke!

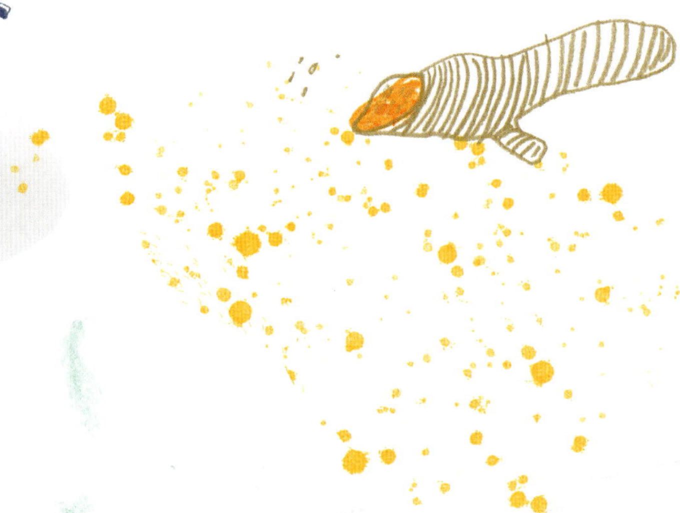

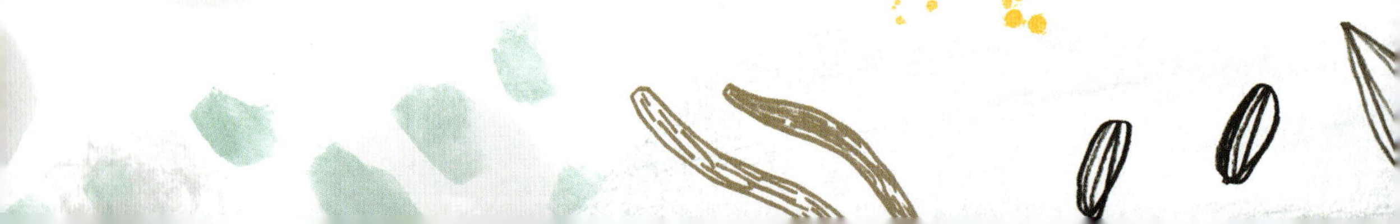

Zungenschaber
So wichtig wie deine
Zahnbürste.

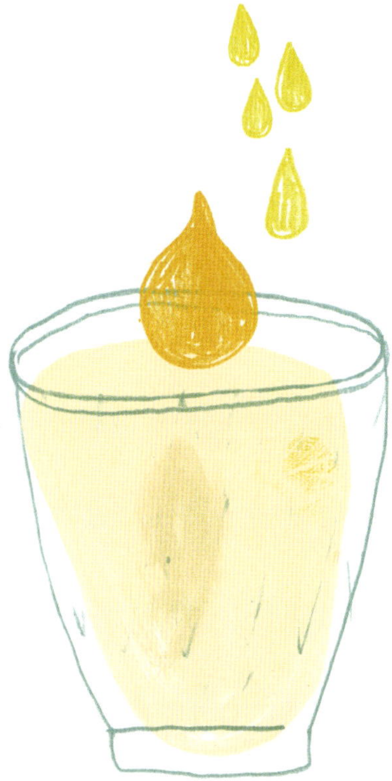

Lisas „Zitronen-Zaubertrank"
von Seite 81, der deinen
Stoffwechsel auf Trab bringt.

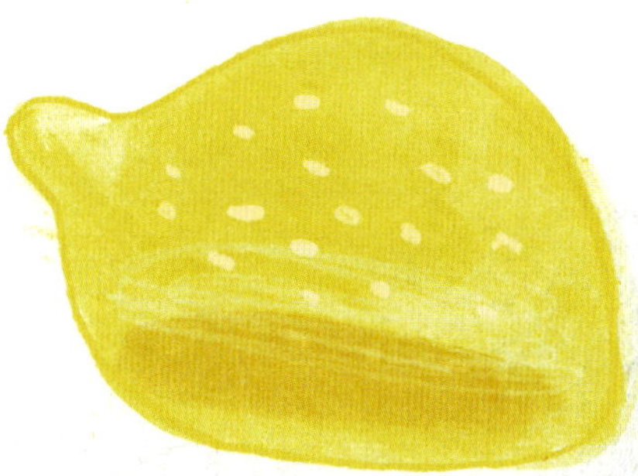

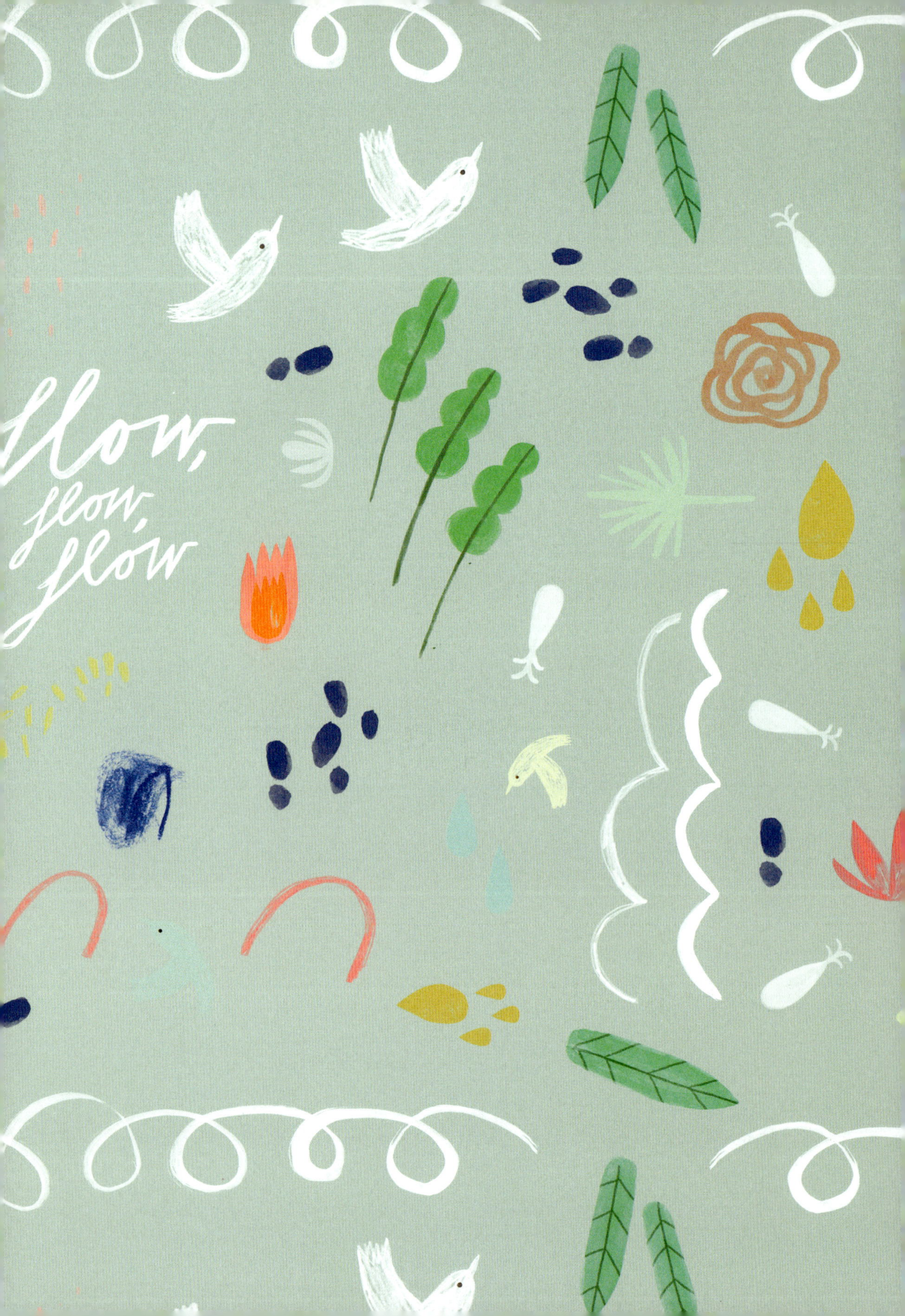
flow,
flow,
flow

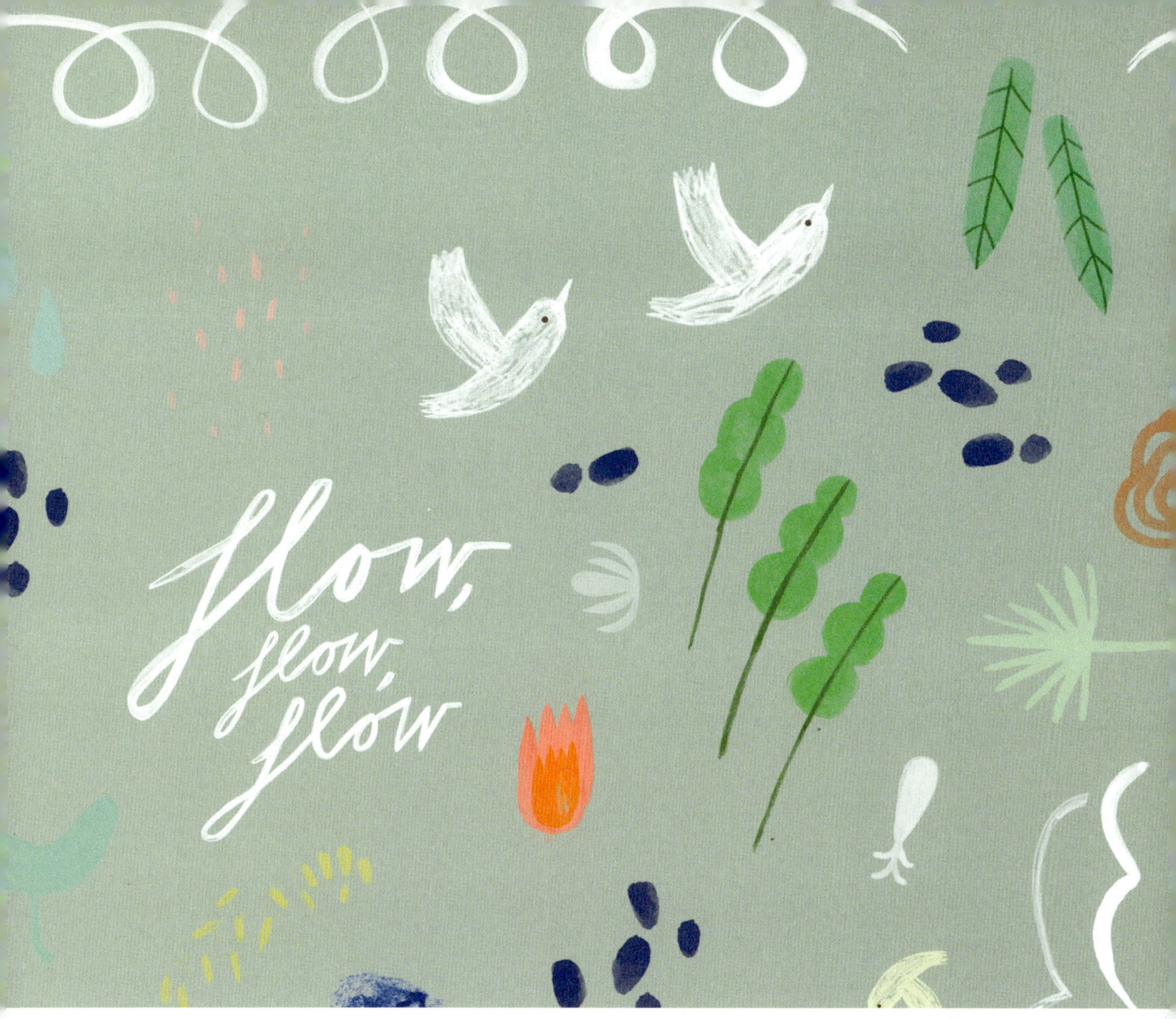

DIE DOSHAS VATA, PITTA UND KAPHA

Entdecke das Geheimnis des Ayurveda! Was seit mehr als 4000 Jahren für mehr Gesundheit und Energie sorgt, funktioniert auch heute noch. Mitten im Leben, voller Freude, lebendig und gesund!

DIE DOSHAS VATA, PITTA UND KAPHA – DEINE BESTEN RATGEBER

Die ayurvedische Gesundheitslehre beruht auf den drei Energiequalitäten Vata, Pitta und Kapha. Diese drei Energien sind in jedem Menschen in unterschiedlichen Anteilen angelegt. Schon von Geburt an sind wir unterschiedlich damit ausgestattet, und das ist auch vollkommen in Ordnung so.

Kein Mensch gleicht dem anderen, denn bei jedem Menschen sind die Doshas Vata, Pitta und Kapha in einem anderen Mischungsverhältnis vorhanden. Oft dominiert ein Dosha deutlich oder ein Dosha ist aus dem Gleichgewicht geraten.

DAS IST DER GRUND, WARUM ES IM AYURVEDA IMMER DREI VERSCHIEDENE EMPFEHLUNGEN GIBT.

Vicky ist ein Vata-Typ, leichtfüßig, zartgliedrig und phantasievoll. Sie braucht viel Wärme und Ruhe. Pia dagegen ist ein Pitta-Typ, feurig und hitzköpfig, sie braucht Kühle und Entschleunigung. Karla wiederum ist ein Kapha-Typ, rundlich und gemütlich. Für sie ist viel Bewegung und neugierige Entdeckerlust das belebende Element.

Vicky, Pia und Karla sind mit ganz unterschiedlichen Anteilen von Vata, Pitta und Kapha zur Welt gekommen. Die Kunst im Leben besteht nun darin, genau diese Konstitution beizubehalten. Geraten die Doshas im Laufe der Jahre ins Ungleichgewicht, dann stellt sich Unbehagen, später deutliches Unwohlsein und letztendlich womöglich Krankheit ein.

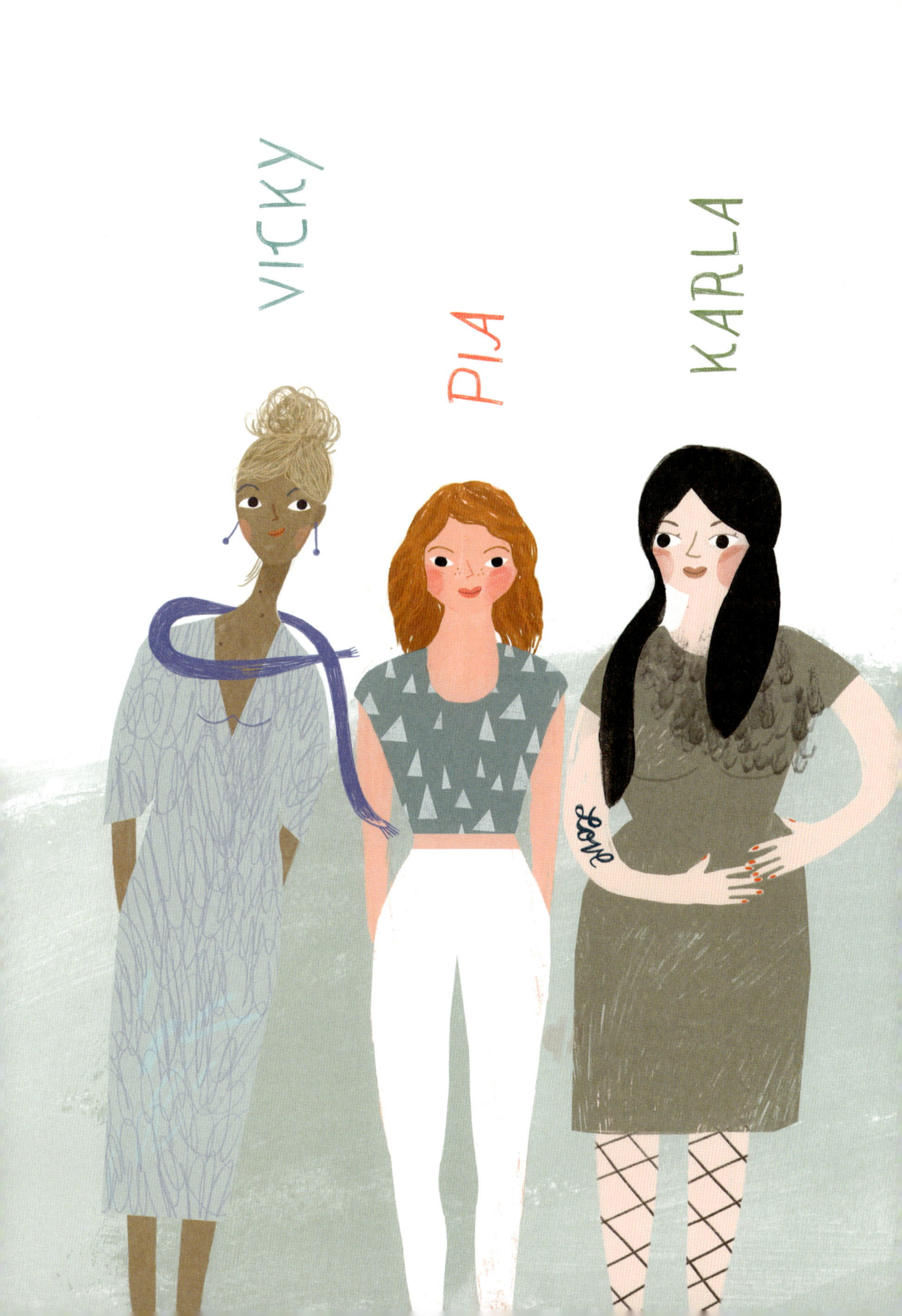
VICKY
PIA
KARLA
Love

Vicky, Pia und Karla – Freundinnen fürs Leben

Vicky, Pia und Karla kennen sich schon seit der Kita. Sie waren damals schon unzertrennlich und sind es heute noch. Dabei sind alle drei so grundverschieden, vielleicht ist das ja das Geheimnis, dass die drei sich so gut verstehen.

VICKY IST EIN VATA-TYP

Sie ist sehr groß, sehr schlank und feingliedrig, ohne dass sie besonders auf ihre Ernährung achten würde. Oftmals vergisst sie eine Mahlzeit, weil sie gerade einmal wieder mit einem kreativen Projekt vollauf beschäftigt ist. Wenn sie ganz im Gleichgewicht ist, wenn also ihr Vata nicht zu hoch ist, dann genießt sie das Leben wie ein bunter Schmetterling. Sie ist unglaublich begeisterungsfähig, liebt es, sich mit Menschen zu unterhalten, ist mit ihren kreativen Projekten beschäftigt und gerne unterwegs. Gerät ihr Vata-Dosha aus dem Gleichgewicht, macht sie sich Sorgen, grübelt und ist abwechselnd hyperaktiv und energielos.

PIA VERKÖRPERT DAS DOSHA PITTA

Sie ist mittelgroß und athletisch gebaut. Was Vicky und Karla an Pia immer so fasziniert, ist ihre Disziplin. Für Pia ist das aber gar nichts Besonderes, sie ist schon so zur Welt gekommen, mit viel Pitta eben! Ist Pia mit ihrem vielen Pitta in Balance, dann strahlt sie vor Wärme und Liebe, es geht ein Leuchten von ihr aus, das sich andere Menschen oft gar nicht erklären können. Was Pia anpackt, führt sie ohne Umwege zu Ende, ihr gelingt alles, weil sie einen konkreten Plan hat. Aber Vorsicht vor Pia, wenn sie nicht ausgeglichen ist! Dann kann sie Wutanfälle bekommen, wird rechthaberisch und unangenehm pedantisch.

KARLA IST DER TYPISCHE KAPHA-CHARAKTER

Ihr Körperbau ist eher stämmig, alles an ihr ist rundlich und weich. Wo Karla ist, wird es gemütlich. Bei ihr gibt es immer etwas zu essen, sie hat gerne Gäste um sich und kocht mit Leidenschaft, vor allem für ihre Freunde. Karla ist das, was man gerne den Fels in der Brandung nennt. Im schlimmsten Chaos sieht man Karla immer noch mit einem freundlichen Lächeln dastehen und für jeden hat sie noch ein freundliches, aufmunterndes Wort. Karla hat viel vom Dosha Kapha in sich, das macht sie so ruhig, belastbar und zuverlässig. Wenn sie aber zu viel Kapha in sich hat, dann wird sie träge und lustlos. Deshalb hat sie häufiger ein Problem mit ihrem Gewicht. Auch liebt sie es, lange zu schlafen, was für sie nicht gut ist.

VICKY, PIA, KARLA UND AYURVEDA

Seit die drei Freundinnen Ayurveda entdeckt haben, verstehen sie, warum sie so unterschiedlich sind. Und vor allem wissen sie nun, dass das alles total in Ordnung ist! Karla wird niemals so zierlich werden wie Vicky, Vicky kann niemals die Disziplin von Pia aufbringen und Pia wird sich niemals kopfüber in ein Abenteuer stürzen. Und das ist gut so. Seit die drei Freundinnen das wissen, sind sie viel entspannter.

WAS IST VATA, PITTA UND KAPHA?

Im Ayurveda gibt es kein Richtig oder Falsch. Es gibt nur ein Dosha-ausgleichend oder Dosha-störend. Dosha heißt wörtlich übersetzt „das, was lenkt". Vata, Pitta und Kapha (sprich „waata", „pitta" und „kaffa") sind die drei Energieformen, die drei Doshas, aus denen du bestehst.

WELCHER TYP BIST DU?

Vielleicht möchtest du gesünder werden oder mehr Freude und Energie im Leben haben? Dann hast du mit Ayurveda große Chancen, genau dorthin zu kommen. Denn das Gesundheitsprinzip von Ayurveda ist einfach: Wenn deine Doshas im Gleichgewicht sind, bist du rundum gesund und voller Energie.

Sorgen, Ängste, Schlafprobleme, Dauerhusten, Pickel und tausend weitere Störungen sind Anzeichen dafür, dass du nicht im Gleichgewicht bist. Mit Ayurveda kannst du entstandenes Ungleichgewicht wieder ausgleichen. Damit du dein Ungleichgewicht erkennen kannst, solltest du wissen, welcher Konstitutionstyp du bist. Dein Dosha findest du mit Hilfe des Tests auf Seite 22 heraus. Jeder kommt mit einer einzigartigen Konstitution auf die Welt und die sollte er möglichst ein Leben lang beibehalten.

Elemente Raum und Luft

VATA

Vata ist der Motor hinter jeder Bewegung

TYPISCH FÜR VATA-MENSCHEN:

- Begeisterungsfähigkeit und Phantasie
- Schnelle Auffassungsgabe
- Gesprächig, neugierig und interessiert
- Gutes Kurzzeitgedächtnis
- Neigung zu Sorgen und Ängsten
- Leichter, unterbrochener Schlaf
- Mögen kein kaltes Wetter
- Können schlecht auswendig lernen
- Haben oft kalte Hände und Füße

Elemente Feuer und etwas Wasser

PITTA

Pitta steckt hinter allem, was verstoffwechselt wird

TYPISCH FÜR PITTA-MENSCHEN:

- Zielstrebigkeit
- Ausgeprägter Intellekt
- Gute Rednerinnen und Redner
- Gut organisiert und systematisch
- Mögen keine Hitze
- Leicht erregbar
- Können auf keine Mahlzeit verzichten
- Zornesausbrüche, Wutanfälle
- Scharfer Verstand, geistreich, schlagfertig
- Haben oft Sommersprossen und Muttermale

Elemente Wasser und Erde

KAPHA

Kapha gibt Struktur und Halt

TYPISCH FÜR KAPHA-MENSCHEN:

- Große körperliche Stärke und Ausdauer
- Ruhige, beständige Persönlichkeit
- Die Zuverlässigkeit in Person
- Ausgeprägter Familiensinn
- Neigen zu Trägheit und Bequemlichkeit
- Neigen zu Übergewicht
- Tiefer, langer Schlaf
- Sind schwer aus der Ruhe zu bringen
- Ein langsamer, methodischer Mensch

WELCHER TYP BIST DU?

Vicky, Pia und Karla wissen ganz genau, dass sie ein Vata-, Pitta- und Kapha-Typ sind. Sie haben ein ganz deutlich ausgeprägtes Dosha und die beiden anderen Doshas treten nicht so stark in Erscheinung. Häufiger ist jedoch, dass zwei Doshas ziemlich gleich stark ausgeprägt sind und das dritte weniger stark. Ganz selten sind alle drei Doshas annähernd gleich präsent, dann hast du eine Tridosha-Natur.

SEI EHRLICH!

Wenn du den Dosha-Test auf der folgenden Seite machst, sei so ehrlich wie möglich, sonst ist dieser Test nicht sinnvoll. Du hast nichts davon, wenn du dich unbedingt zu einem Tridosha-Typ hinmogelst, denn deine Beschwerden werden dann trotzdem bleiben. Du hast am meisten davon, wenn du alle Fragen ganz aufrichtig beantwortest.

Die ersten 21 Fragen beziehen sich auf deine angeborenen Merkmale, die sich wahrscheinlich kaum im Laufe deines Lebens verändert haben. Die folgenden 8 Fragen betreffen deine Jetztzeit und dein Lebensgefühl, wie es sich im Laufe deines Lebens geformt hat.

WAS DIR DER DOSHA-TEST ZEIGEN WIRD

Der Test wird dir eine Mischung aus deiner ursprünglichen Dosha-Verteilung und deiner durch das Leben erworbenen Dosha-Dominanz zeigen. Dieser Test zeigt dir im ersten Teil, welcher Typ du von Geburt an bist. Das lässt sich an Körperbau und äußerlichen Merkmalen feststellen. Die Fragen, die sich auf dein Verhalten, deine Ängste, dein Schlafverhalten usw. beziehen, zeigen dir dann, in welche Richtung sich deine Doshas bewegen, seitdem du durchs Leben gehst.

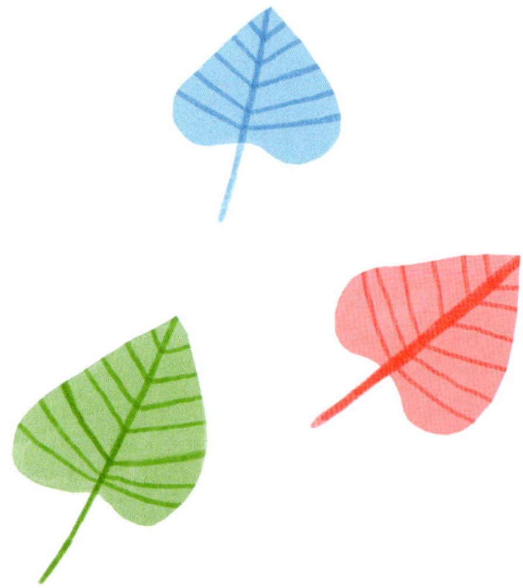

DEIN DOSHA-TEST

Teil 1
Deine Grundkonstitution

Diese Fragen beziehen sich auf Faktoren, die dir von Geburt an mitgegeben sind. Wähle, wo die meisten Adjektive zutreffen.

MEIN KÖRPERBAU
- Ich bin sehr klein oder sehr groß, zart, schlank, dünn
- Ich bin mittelgroß, normal gebaut oder eher athletisch
- Ich bin mittelgroß bis groß, stämmig, kräftig

MEIN GEWICHT
- Ich nehme leicht ab, bin eher zu dünn
- Ich halte mein Gewicht konstant
- Ich nehme leicht zu, ein ewiges Problem

MEIN HALS IST
- Lang, dünn, Adamsapfel sichtbar
- Mittellang, evtl. mit Muttermalen oder Leberflecken
- Kurz, kräftig, evtl. Doppelkinn

MEINE HÄNDE SIND
- Klein, schlank, feingliedrig, dünn, kalt und trocken
- Mittelgroß, normal, warm und oft warm-verschwitzt
- Kräftig, breit und groß, kalt und feucht

MEINE HÜFTEN SIND
- Schmal, knochig
- Mittel, rötliches Gesäß
- Groß, rund und gut gepolstert

MEINE GELENKE SIND
- Schlecht gepolstert, gut sichtbar, knacken
- Mittelgroß, mittelstark, neigen zu Entzündungen
- Groß, stabil, kräftig

MEINE SCHULTERN SIND

- Schmal, schmächtig
- Mittel, eher durchschnittlich
- Breit, kräftig, ausladend

MEINE HAUTFARBE IST

- Glanzlos, eher dunkel
- Eher rötlich, neige zu Sommersprossen
- Eher hell, blass

MEIN HAUTTYP IST

- Trocken, rissig, spröde, dünnhäutig, neige zu Altersflecken
- Empfindlich, neige zu Rötungen und Entzündungen
- Eher fettig, dickhäutig

MEINE AUGEN SIND

- Klein, unruhig, trocken, herabhängende Augenlider
- Mittelgroß, durchdringender, scharfer Blick, strahlend
- Groß, attraktiv, ruhig, feucht

MEINE NASE IST

- Dünn, klein, teils schief
- Mittelgroß, gerade, spitz
- Groß, stumpf, fleischig

MEINE STIMME IST

- Schwach, leise, gebrochen, rau
- Kräftig, durchdringend
- Tief, angenehm, klangvoll

MEIN BEVORZUGTER GESCHMACK

(alle drei zusammen)

- Ich mag süß, sauer, salzig
- Ich mag süß, bitter, herb
- Ich mag bitter, scharf, herb

MEINE WUT

- Ich neige zu Hysterie
- Bin häufig wütend, auch wegen Kleinigkeiten, bin manchmal wie ein Vulkan
- Bin selten wütend, nur wenn es sich angestaut hat

MEINE AUFFASSUNGSGABE IST

- Sehr schnell und leicht
- Gut, ich habe eine analytische Gabe
- Langsam, brauche länger, um zu verstehen

MEIN GEDÄCHTNIS

- Ich habe ein gutes Kurzzeitgedächtnis
- Ich habe allgemein ein gutes Gedächtnis
- Ich habe ein schlechtes Kurzzeitgedächtnis und gutes Langzeitgedächtnis

WIE SPRECHE ICH?

- Ich rede schnell und überspringe Wörter oder halbe Sätze
- Ich bin ein guter Redner, ich kann auch scharf und schneidend sein
- Ich rede nicht gerne, bin eher wortkarg. Wenn, dann spreche ich langsam

MEIN TEMPERAMENT

- Ich bin lebhaft, sprunghaft und an vielem interessiert
- Ich bin entschlossen, kraftvoll und temperamentvoll
- Ich bin eher gelassen

MAHLZEITEN

- Wenn ich sehr beschäftigt bin, merke ich gar nicht, dass ich eine Mahlzeit vergesse
- Wenn ich eine Mahlzeit auslassen muss, werde ich sehr schlecht gelaunt
- Das Frühstück wegzulassen, fällt mir nicht schwer

SO MAG ICH MEIN ESSEN

- Ich mag warme und mild gewürzte Speisen
- Ich mag gut gewürzte Speisen, besonders wenn sie nicht zu heiß sind
- Ich liebe scharf gewürzte, warme Speisen

MEIN DURSTEMPFINDEN

- Ist unterschiedlich – mal viel, mal wenig
- Ich habe viel Durst, trinke viel
- Ich habe selten Durst, trinke wenig

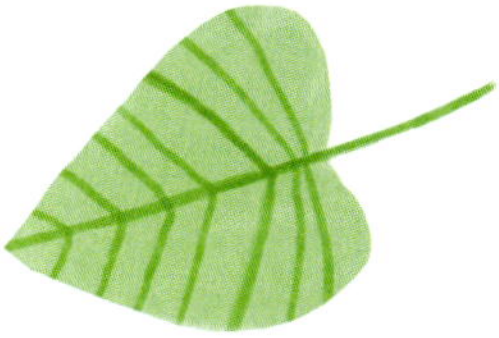

Teil 2
Dein momentanes Leben

Ab hier betreffen die Fragen deinen jetzigen Lebensstil. Wähle, wo die meisten Adjektive zutreffen.

MEIN KÜHLSCHRANK

- Mal ist er überfüllt, dann ist wieder fast nichts vorrätig
- Ich plane meine Einkäufe gut, bin gut organisiert
- Ich habe stets viele Vorräte, falls Gäste kommen

MEIN APPETIT

- Ich esse mal viel, mal wenig
- Ich habe stets großen Appetit
- Hunger kenne ich nicht, esse aber gerne

MEINE VERDAUUNG IST

- Unregelmäßig, neige zu Blähungen, Aufstoßen, Pupsen, Verstopfung
- Rasch, kräftig, manchmal mehrmals am Tag, neige zu Durchfall, neige zu Sodbrennen
- Langsam, neige zu Völlegefühl, bin oft müde nach dem Essen

EIN BLICK ZURÜCK AUF DEN STUHLGANG. MEIN STUHL IST

- Trocken, hart, wenig, Knötchenstuhlgang
- Viel, weich, hell, lose, Durchfall
- Große Mengen, regelmäßig, gut geformt

MEIN SCHLAFBEDÜRFNIS

- Ich schlafe immer zu wenig, weil ich meist zu spät ins Bett gehe
- Ich liege öfter wach, dann habe ich das Gefühl, zu wenig zu schlafen
- Ich kann problemlos 10 Stunden schlafen

MEINE LEIDEN – WAS HATTEST DU SCHON EINMAL?

- Nervosität, Arthritis, Neuralgie, Gelenkleiden, Schlaflosigkeit
- Übersäuerung des Magens, Hautleiden, Leber- und Kreislaufprobleme
- Diabetes, Bronchitis, Schnupfen, Fettleibigkeit, Wasser- und Schleimansammlungen

GELD AUSGEBEN

- Ich kaufe gerne spontan und auch mal unüberlegt. Neige zu sinnlosen Ausgaben
- Meine Ausgaben plane ich genau, ich kann gut haushalten. Ich bin methodisch und genau
- Ich bin beim Geldausgeben eher verhalten, ich spare gerne

MEIN LEBENSGEFÜHL

- Ich bin unruhig, nervös, manchmal panisch
- Ich bin perfektionistisch, gereizt, überpünktlich, leicht zornig
- Ich fühle mich antriebslos, werde schnell müde, bin inaktiv

Nun zähle alle Punkte zusammen, die du zu den jeweiligen Farben gesammelt hat.

- ------- PUNKTE = VATA
- ------- PUNKTE = PITTA
- ------- PUNKTE = KAPHA

Das bist du!

Je mehr Punkte du bei einem Dosha gesammelt hast, umso mehr herrscht dieser Energietyp in dir vor.

→ Wenn du bei einem Energietyp genauso viele oder mehr Punkte hast als bei den anderen beiden zusammen, dann bist du ein Mono-Typ.

→ Wenn du zwei Doshas annähernd gleich stark in dir hast, dann lese bei den Mischtypen nach. Die meisten Menschen sind übrigens ein Bidosha-Typ, haben also zwei Doshas deutlich ausgeprägt.

→ Sind alle drei Bioenergien fast gleichmäßig verteilt, dann bist du der seltene Tridosha-Typ.

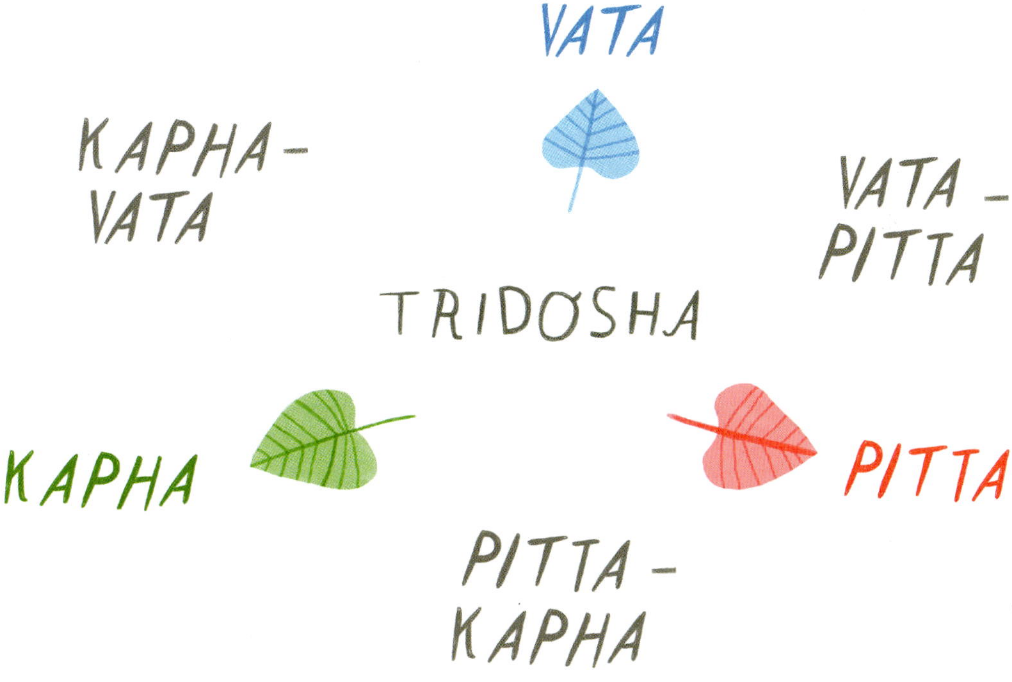

Die meisten Menschen sind ein Bidosha-Typ, sie haben zwei Doshas stärker ausgeprägt und das dritte zeigt sich schwächer.

VATA SPONTAN UND VOLLER FANTASIE

Ergebnis für Vata

Vicky ist ein ganz klarer Vata-Typ. Was sie überhaupt nicht mag, sind Routine und Langeweile! Sie liebt die Abwechslung, das kreative Chaos und Überraschungen, die andere zum Staunen bringen. Sie ist ganz in ihrem Element, wenn die Welt sich dreht und ein Wirbelsturm aus Gefühlen, Lachen, Weinen und Farben durch ihr Leben braust.

Als Vata-Typ ist sie sehr feinsinnig, sie schmeckt differenzierter als andere, riecht mit voller Intensität und hält sich nicht gerne an Regeln. Kunst, Phantasie und Musik sind ihr Lebenselixier. Ekstase und Askese wechseln sich ab, ein Mittelmaß scheint es für sie nicht zu geben. Dass so ein Leben sehr anstrengend ist, versteht sich von selbst. Was Vicky und du als Vata-Typ brauchen, ist Regelmäßigkeit und Struktur.

Wenn Vata erhöht ist und du aus dem Gleichgewicht bist, wenn sich Sorgen und Schlaflosigkeit zum Normalzustand verdichten, dann wird es Zeit, dass du Vata wieder in Balance bringst.

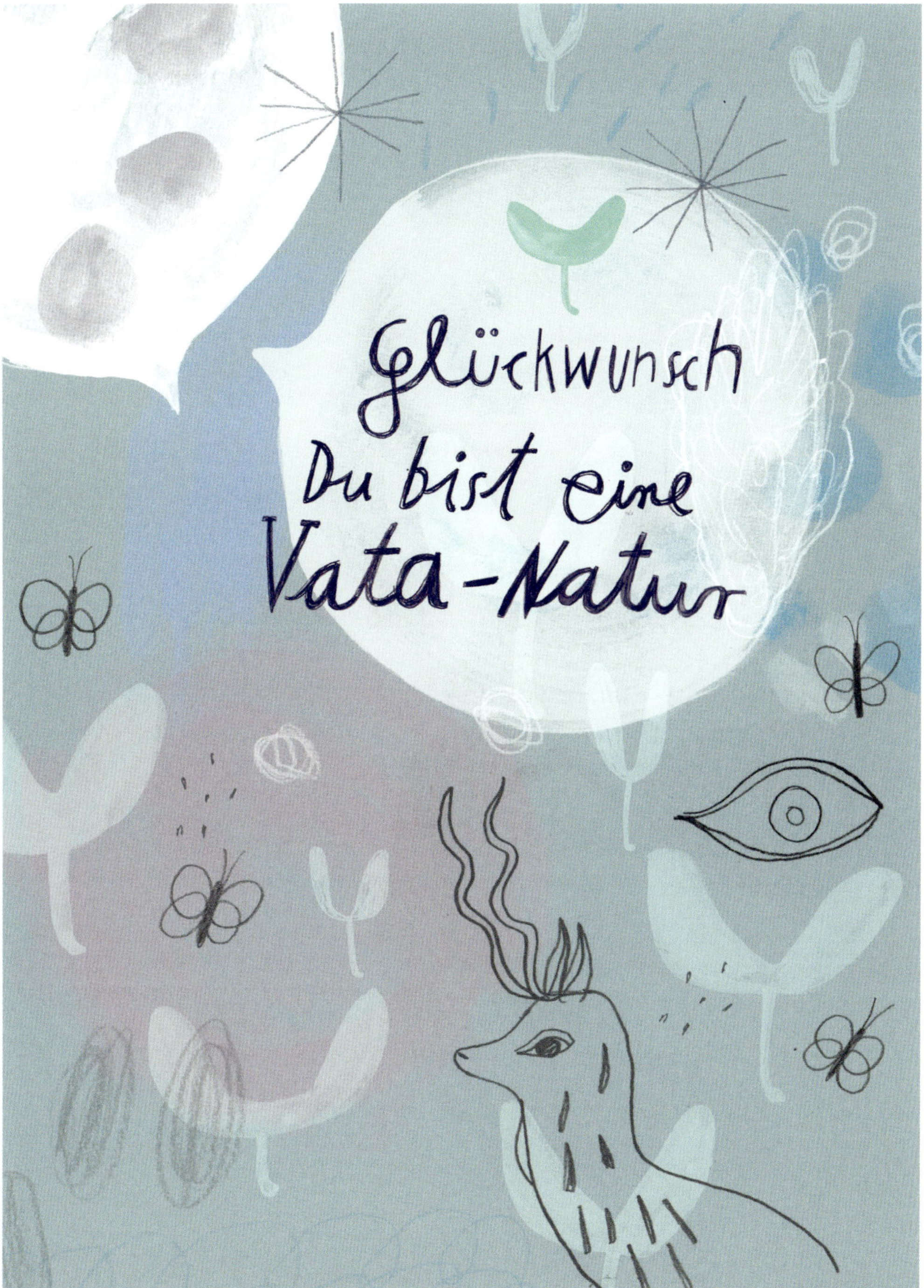

Vata ist zart wie ein Schmetterling
und leichtfüßig wie ein Reh.

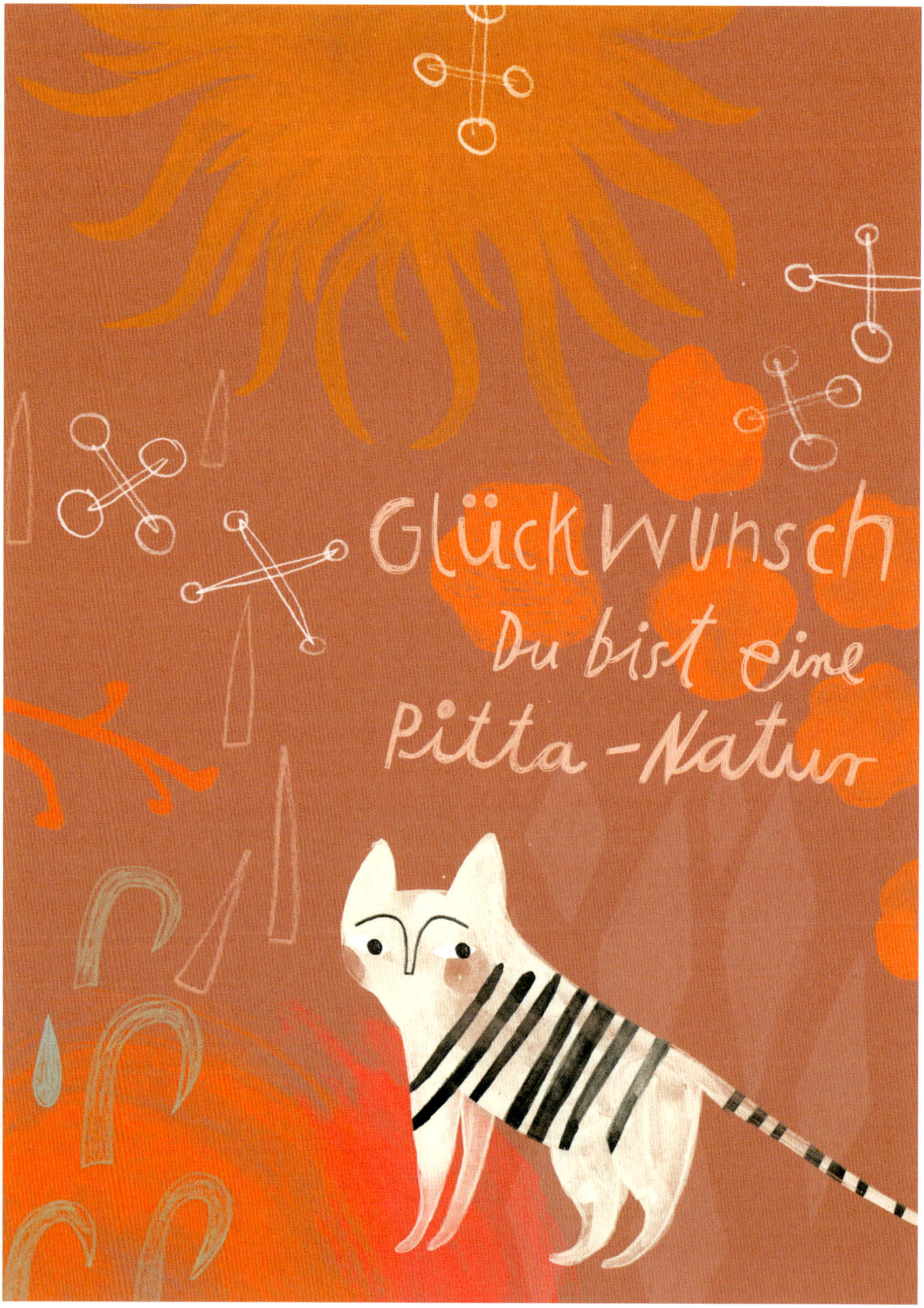

Pitta hat das Feuer der Sonne und die Kraft einer Raubkatze.

PITTA
ZIELSTREBIG UND GUT ORGANISIERT

Ergebnis für Pitta

Pia ist ein Hitzkopf und dadurch leicht als Pitta-Natur zu erkennen, denn das Element von Pitta ist Feuer. Sie ist leicht zu erzürnen und manchmal sogar aggressiv. Da Pitta für Feuer steht, ist es kein Wunder, dass Pia so für ihre Ideen brennt, dass sie sich durchsetzen kann und mag. Nicht zuletzt, weil Pia unglaublich gut argumentieren und reden kann. Ihr Intellekt ist scharf und sie durchdringt auch komplizierte Sachverhalte in kürzester Zeit.

Wenn du, wie Pia, viel Pitta hast, dann bist du die Idealbesetzung für Projekte, die vorangebracht werden müssen, oder für die Führung von Gruppen, Vereinen oder Organisationen.

Pia und du, ihr seid Macherinnen, mit klaren Ansagen, was jetzt zu tun sei. Mit Leidenschaft und Akribie, manchmal auch Pedanterie, wisst ihr genau, wie man Erfolge einfährt.

Zu viel Pitta verbrennt dich allerdings, du neigst zu Entzündungen, zu Streitereien und Rechthaberei. Das ist weder für dich noch deine Mitmenschen gut. Wenn dir das Pitta hochschießt, was oft genug in Sekundenbruchteilen passiert, dann versuche ruhig zu atmen und gedanklich abzukühlen.

KAPHA
LIEBEVOLL UND STETS FÜRSORGLICH

Ergebnis für Kapha

Alle Menschen freuen sich, wenn sie einen Kapha-Typ wie Karla um sich herum haben. Ihre Kapha-Dominanz macht sie ruhig und gelassen, sie ist belastbar und der Fels in der Brandung. Sie ist so beliebt, weil sie in jedem Chaos die Ruhe in Person ist und durch nichts aus dem Gleichgewicht zu bringen ist. Ihre Familie, Freunde und Schüler lieben sie, weil sie die Gemütlichkeit liebt und für jeden ein gutes Wort hat.

Wenn du wie Karla viel Kapha in dir hast, dann kochst du wahrscheinlich auch mit Leidenschaft für deine Familie und für Gäste. Zu dir kann man immer kommen, wenn man Trost oder etwas zu essen braucht. Aber deine Leidenschaft für den Genuss ist auch dein Verhängnis. Du kämpfst ewig mit deiner Waage, obwohl du immer das Gefühl hast, nur ganz wenig zu essen.

Was dir und Karla hilft, ist Beweglichkeit, im körperlichen wie auch im geistigen Sinne. Suche die Abwechslung, die Herausforderung! Mache es dir nicht zu oft so bequem, weder auf dem Sofa noch im Kopf. Dein Motto: raus aus der Komfortzone! Nutze für dich das Feuer von Pitta, also scharfe Gewürze, und den belebenden Wirbelwind von Vata, z. B. das Ausprobieren von Neuem.

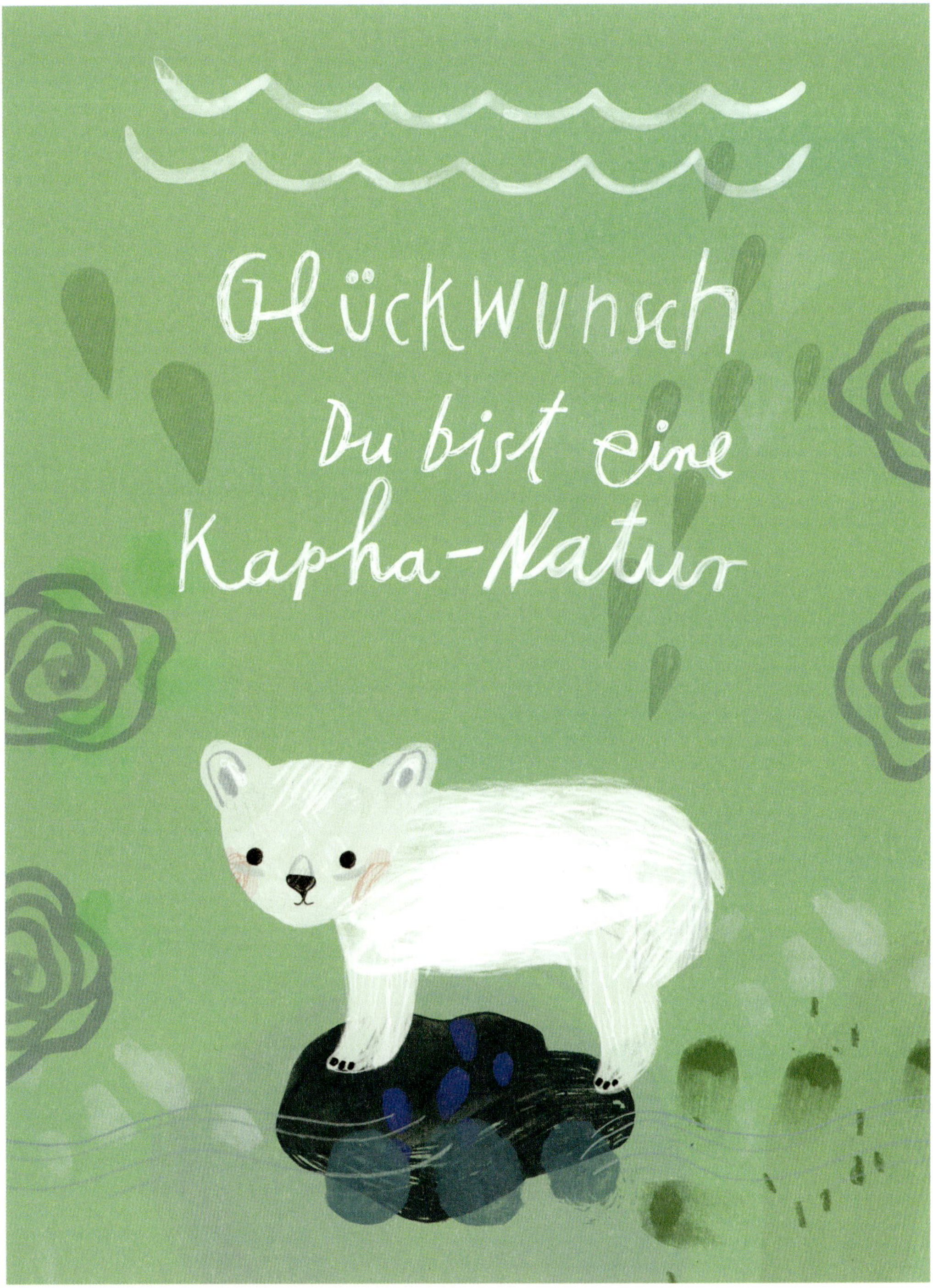

Kapha hat die Ausdauer eines Eisbären und ein großes Herz.

Ergebnis für Mischtypen

VATA-PITTA

Wenn Vata und Pitta deine vorherrschenden Doshas sind, dann trägst du vor allem die Elemente Luft, Äther (Raum) und Feuer in dir. Menschen mit diesen dominierenden Elementen sind empfindsam und feinsinnig wie Vicky und gleichzeitig treibt sie das Feuer und der brillante Geist von Pitta-Pia an. Vata und Pitta ist eine Mischung, die behutsam durchs Leben geführt werden will.

WENN WIND INS FEUER BLÄST

Wer hauptsächlich von Vata und Pitta gelenkt wird, verstärkt am besten Kapha zur Stabilisierung. Vata-Pitta-Menschen oder auch Pitta-Vata-Menschen haben das Feuer eines Vulkans und sind gleichzeitig zart wie ein Schmetterling. Dies kann in einer verzehrenden Lebensführung enden.

KAPHA SORGT FÜR RUHE UND GELASSENHEIT

Beginne deinen Tag in Ruhe. Plane mehr Pausen ein, als du denkst dir nehmen zu können. Genieße täglich einen 20-Minuten-Spaziergang. Pflege harmonische Freundschaften und stärke deinen inneren Frieden. Das kann romantische Musik sein, Yoga oder ein süßer Grießbrei.

PITTA-KAPHA

Die Doshas Pitta und Kapha vereinen die Elemente Feuer, Erde und Wasser. Aus diesen Elementen wurden ganze Städte erbaut: Ziegelsteine! Wenn du hauptsächlich Pitta und Kapha in dir trägst, dann ist es sehr wahrscheinlich, dass du erfolgreich durchs Leben gehst. Nichts ist so stabil und verlässlich wie Pitta und Kapha zusammen.

DIE LEICHTIGKEIT VON VATA INTEGRIEREN

Starker Wille, Ausdauer und Erfolg brauchen vor allem eins: die Leichtigkeit von Vata! Sonst kann es passieren, dass du allzu forsch über andere, zartbesaitete Menschen hinwegfegst und ihre Bedürfnisse nicht wahrnimmst, vielleicht auch über deine eigenen Vata-Bedürfnisse, die bei dieser Konstitution schnell überhört werden. Nähre dein Vata!

VOM ERFOLG GETRAGEN

Wenn du von Kapha und Pitta als den beiden dominanten Doshas getragen wirst, strahlst du vor Überzeugungskraft und Energie. Dir hilft vor allem, wenn du Leichtigkeit und Feinsinnigkeit kultivierst, damit du dich nicht vor lauter Energie festfährst.

KAPHA-VATA

Luft, Äther (Raum), Erde und Wasser – diese vier Elemente stecken in dem Bidosha-Typ Vata-Kapha. Wenn Vata und Kapha deine beiden vorherrschenden Doshas sind, bist du gut geerdet und von feiner, friedfertiger Natur. Je nachdem, welches Dosha bei dir stärker ist, bist du eher ein künstlerischer, phantasievoller Mensch mit viel Ruhe oder ein introvertierter Mensch, sensibel und leicht verletzbar.

KÜHLE ZURÜCKHALTUNG

Vata-Kapha-Menschen wirken oft ein wenig kühl oder zumindest zurückhaltend, ihnen fehlt als einziges Element das Feuer. Deshalb nehmen sie sich gerne zurück, sind keine großen Alleinunterhalter und lieben eher die kleinen, intimen Gesellschaften. Feure dein Pitta an!

MIT DEM FEUER KOMMT DAS LEBEN

Wer vier kalte Elemente in sich trägt, sollte stets Wärme, Bewegung und Dynamik im Fokus haben. Aus ayurvedischer Sicht ist dies das beste Mittel, um als Vata-Kapha-Typ voller Begeisterung und Lebendigkeit durchs Leben zu gehen.

TRIDOSHA

Ein Tridosha-Typ bist du, wenn du nicht mehr als 3 Punkte Unterschied bei den drei Doshas hast. Das ist wirklich selten! Bei dir sind Vata, Pitta und Kapha gleichmäßig verteilt und alle Elemente vertreten. Du hast die Fröhlichkeit und Leichtigkeit von Vata, die Tatkraft und die Energie von Pitta und die Bodenständigkeit und Gelassenheit von Kapha. Das ist schon ein ganz besonderes Geschenk der Natur!

KEINE HERAUSFORDERUNGEN?

Ein Tridosha-Mensch hat eine bärenstarke Gesundheit, ist gelassen und gleichzeitig für vieles begabt. Die einzige „Gefahr“, die einem Tridosha-Typ begegnen kann, ist die Perfektion. Wegen fehlender Herausforderungen erkennt man manchmal seinen Weg nicht.

WENN NUN DOCH EIN DOSHA GESTÖRT IST

Auch ein Tridosha-Mensch kann einmal aus der Balance fallen, dann ist eines der drei Doshas erhöht und Ayurveda rät dir, dieses Dosha wieder zu beruhigen. Lies bitte dazu in den entsprechenden Kapiteln nach.

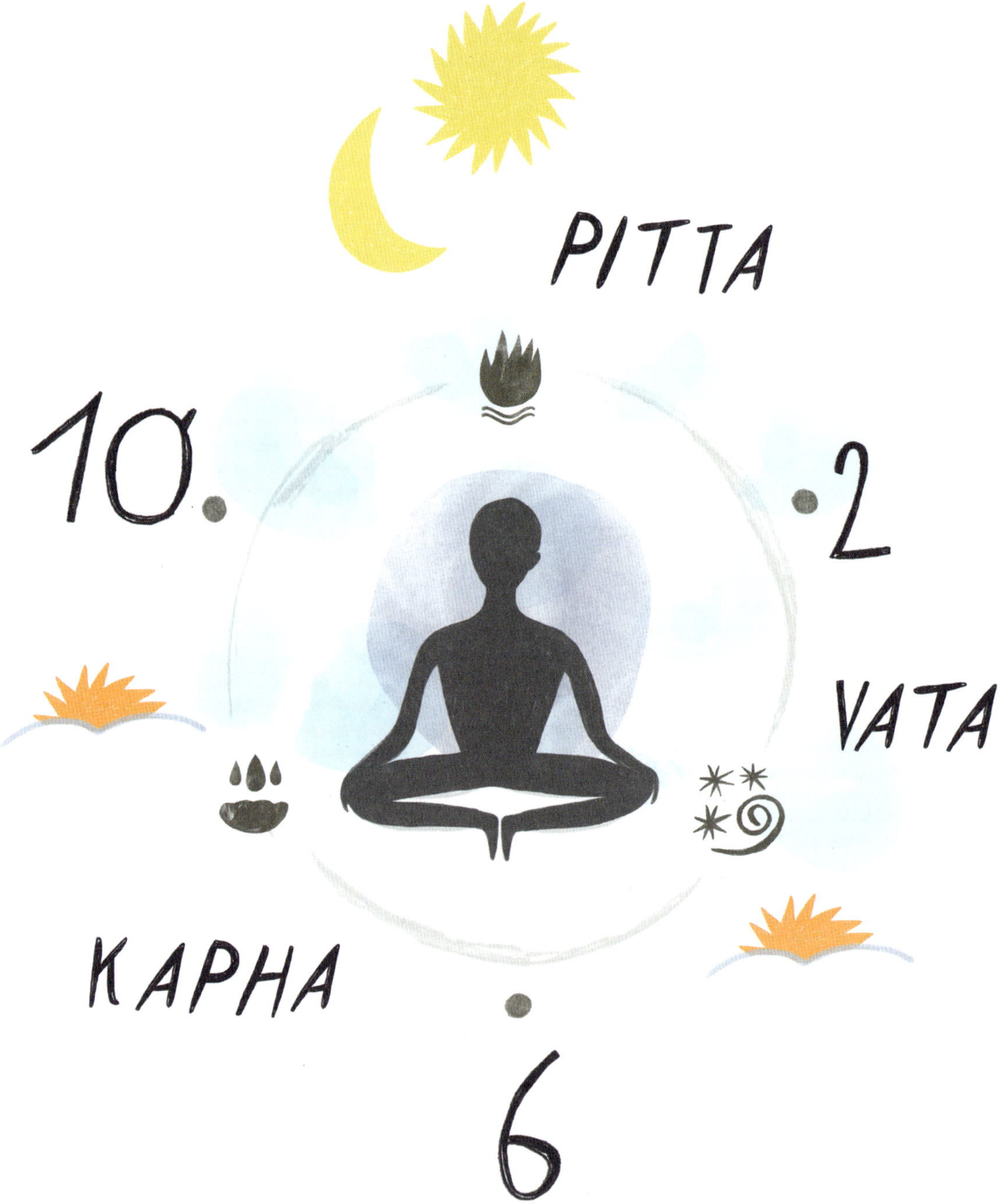

Körper, Geist und Seele lieben es, nach den Naturgesetzen zu leben. Und Ayurveda empfiehlt genau das schon seit 4000 Jahren!

DIE DREI DOSHAS IM TAGESABLAUF

Vata, Pitta und Kapha, die drei Bio-Energien, sorgen auch im Tagesablauf für unterschiedliche Energien. Alle vier Stunden ändert sich die Zeit-Qualität. Dabei ist der Wechsel natürlich nicht abrupt, sondern fließend.

DIE DOSHA-ZEITEN IM AYURVEDA

Im Ayurveda spielen die drei Doshas Vata, Pitta und Kapha eine zentrale Rolle. Du kannst dir diese drei als Bio-Energien vorstellen. Vata ist wie Vicky – immer in Bewegung, leicht und verspielt. Pia ist wie Pitta, voller Energie, zielgerichtet und feurig. Karla verkörpert Kapha – stabil, zuverlässig und gelassen. Diese drei Bio-Energien stecken nicht nur in jedem Menschen, sie verleihen auch jeder Tageszeit eine besondere Qualität.

→ Die Vata-Zeit herrscht am Tag im Zeitraum von 14 Uhr bis 18 Uhr und nachts von 2 Uhr bis 6 Uhr.

→ Die Pitta-Zeit herrscht am Tag im Zeitraum von 10 Uhr bis 14 Uhr und nachts von 22 Uhr bis 2 Uhr.

→ Die Kapha-Zeit herrscht morgens im Zeitraum von 6 Uhr bis 10 Uhr und abends von 18 Uhr bis 22 Uhr.

Ayurveda geht davon aus, dass du dich dann im Gleichgewicht befindest, wenn du dich am Rhythmus der Natur orientierst.

Störst du deinen Körper nicht allzu sehr, mit der natürlichen Zeit zu leben, dann schenkst du ihm die beste Voraussetzung, immer wieder von selbst in Balance zu kommen. Ein Leben gegen die natürliche Zeit, also erst weit nach 22 Uhr zu Bett zu gehen, zu wenig oder auch zu viel zu schlafen, erzeugt ein Vata-Ungleichgewicht. Daran leiden fast alle Menschen in der westlichen Welt: Nervosität, Anspannung und Unruhe sind weit verbreitet.

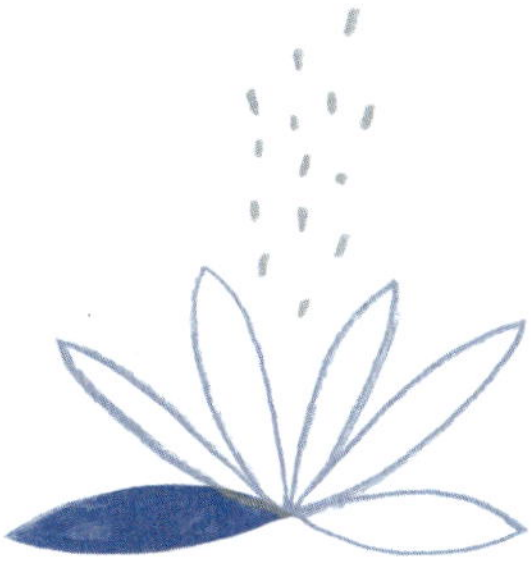

VATA-ZEIT

Ganz früh morgens – 2 bis 6 Uhr

Wenn du die morgendliche Energie und Lebendigkeit der Vata-Zeit nutzt, um in den Tag zu starten – also bereits vor 6 Uhr aufstehst – nimmst du diese Belebung deines Energiesystems mit in die anschließende Kapha-Zeit. Wer Schlafstörungen hat, kann einmal ausprobieren, ob das frühe Aufstehen eine gute Wirkung hat. Je später du aufstehst, desto höher ist die Wahrscheinlichkeit, Schlafprobleme zu bekommen. Für Karla mit ihrem hohen Kapha-Anteil ist das sehr frühe Aufstehen besonders wichtig. Die zarte Vicky kann auch gerne bis 7 Uhr schlafen.

Vormittags – 6 bis 10 Uhr

Kapha steht im Ayurveda für Stabilität und Kontinuität. Jetzt ist die beste Zeit, sich morgens mit ayurvedischen Gesundheits-Ritualen auf den Tag vorzubereiten und dann seiner Arbeit nachzugehen. Dazu gehört Zähneputzen, Zungereinigen, Gandusha (Ölziehen, Seite 78), gerne auch ein Abhyanga (Ölmassage, Seite 83), Duschen und, wenn es noch irgendwie geht, ein paar Yoga-Übungen. Vicky und Pia frühstücken gerne einen warmen Haferbrei (Seite 91), das beruhigt beide und lässt sie ausgeglichen in den Tag starten. Karla hat morgens meist keinen Hunger und das ist auch ganz natürlich für ihre Dosha-Konstitution. Kapha-Menschen können leicht auf ein Frühstück verzichten, das gibt ihnen mehr Leichtigkeit – auf der Waage und im Alltag.

KAPHA-ZEIT

Mittags – 10 bis 14 Uhr

Allmählich kommt Agni, das Verdauungsfeuer, in Schwung. Wenn die Sonne am höchsten steht, brennt auch Agni, dein Verdauungsfeuer, am kräftigsten. Jetzt hast du die volle Verdauungskraft und kannst deine Hauptmahlzeit vollständig verdauen. Vicky, die sich leicht bei der Arbeit verausgabt, beruhigt sich am besten mit einer warmen, wohlig nährenden Mahlzeit. Sie braucht es warm, süß, sauer und salzig. Pia, die schon von Haus aus feurig und stets hungrig ist, isst leicht mehr, als ihr guttut. Sie kommt mit einer warmen Mahlzeit, süß, herb und bitter, und einem kleinen Salat am besten zurecht. Karla ist eine Genießerin, sie könnte stundenlang essen, plaudern und in geselliger Runde schlemmen. Leider ist ihr Stoffwechsel so träge, dass sie ständig aufpassen muss, nicht zu viel Gewicht auf die Waage zu bringen. Ein leichtes Mittagessen, scharf, herb und bitter, mit viel Gemüse, ist für sie ideal.

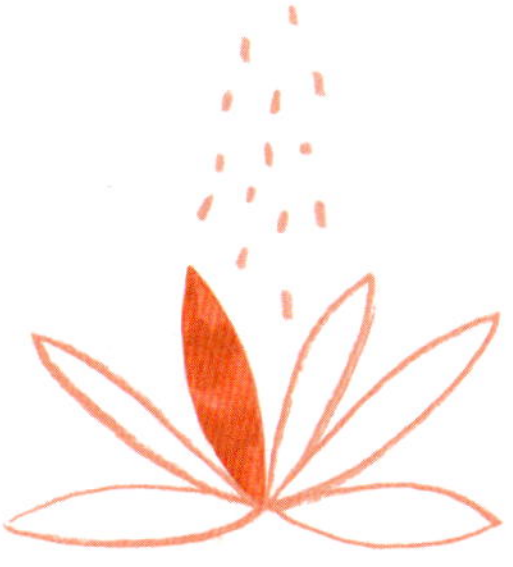

PITTA-ZEIT

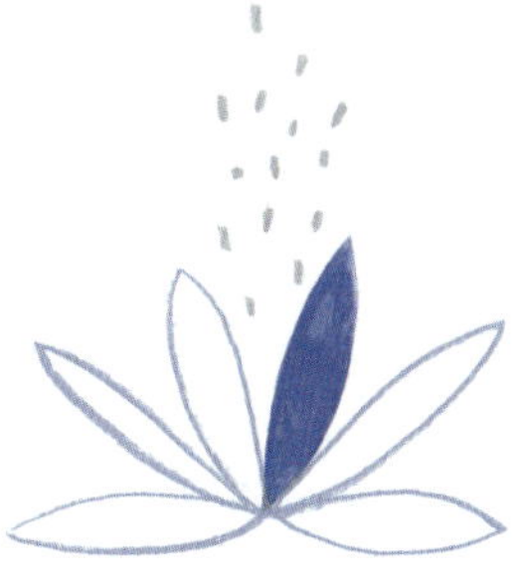

VATA-ZEIT

Nachmittags – 14 bis 18 Uhr

Wie 12 Stunden zuvor herrscht nun das Vata-Dosha wieder vor. Wenn du typgerecht dein Mittagessen genossen hast, steuerst du jetzt auf den energetischen Höhepunkt des Tages zu. Am Nachmittag werden noch einmal alle geistigen und körperlichen Kräfte aktiviert. Eine kleine Teepause gegen 16 Uhr tut allen drei Dosha-Typen gut. Jetzt bist du fit genug, um die kommenden Stunden des allmählich zu Ende gehenden Tages mit Freude und Elan genießen zu können.

Abends – 18 bis 22 Uhr

Ein frühes Abendessen sorgt für eine angenehme Nachtruhe. Das Geheimnis liegt in den Doshas verborgen: In der jetzt beginnenden Kapha-Zeit nimmt die Verdauungsfähigkeit deines Körpers immer mehr ab. Je später du isst, umso schlechter bis fast gar nicht wird deine Abendmahlzeit verdaut. Agni, das Verdauungsfeuer, brennt am stärksten, wenn die Sonne am höchsten steht. Mit untergehender Sonne nimmt auch die Verdauungskraft ab. Das ist dein Schlüssel zu dauerhafter Gesundheit! Pia mit ihrem starken Pitta-Dosha kann noch am ehesten abends eine kräftige Mahlzeit verdauen. Aber Vata-Vicky und Kapha-Karla fühlen sich am wohlsten mit einer warmen Gemüsesuppe im Bauch.

KAPHA-ZEIT

Nachts – 22 bis 2 Uhr

PITTA-ZEIT

Vicky, die so gerne unregelmäßig lebt, kennt es gut: Wenn sie erst einmal den toten Punkt gegen 22 Uhr überwunden hat, dann kann sie bis 2 Uhr nachts tanzen oder Karten spielen, das Pitta dieser Uhrzeit treibt sie an. Aber inzwischen weiß sie, dass nachts, in der Pitta-Zeit, die Erlebnisse des Tages verdaut werden. Genauso wie Pitta mittags die Mahlzeit verdaut, wird nachts alles, was ihren Geist, ihre Ohren, ihre Augen und alle anderen Sinne beschäftigt hat, verdaut und verarbeitet.

Wenn sie vor 22 Uhr zu Bett geht, nimmt sie die Trägheit der Kapha-Zeit mit in die Nachtruhe. Die nun beginnende Pitta-Zeit sorgt jetzt für die angenehme Bettwärme. Nur Karla, die von Haus aus viel Kapha hat, fühlt sich mit sechs bis sieben Stunden Schlaf am wohlsten. Deshalb geht sie meist erst um 23 Uhr zu Bett. Und wenn sie dann tatsächlich vor 6 Uhr aufsteht, hat sie auch als Kapha-Typ viel Energie und Power für den ganzen Tag.

Pitta besteht fast nur aus dem
Element Feuer. Deshalb kann in der
Pittazeit besonders gut verdaut werden.
Mittags deine Hauptmahlzeit, nachts
deine Eindrücke vom Tage.

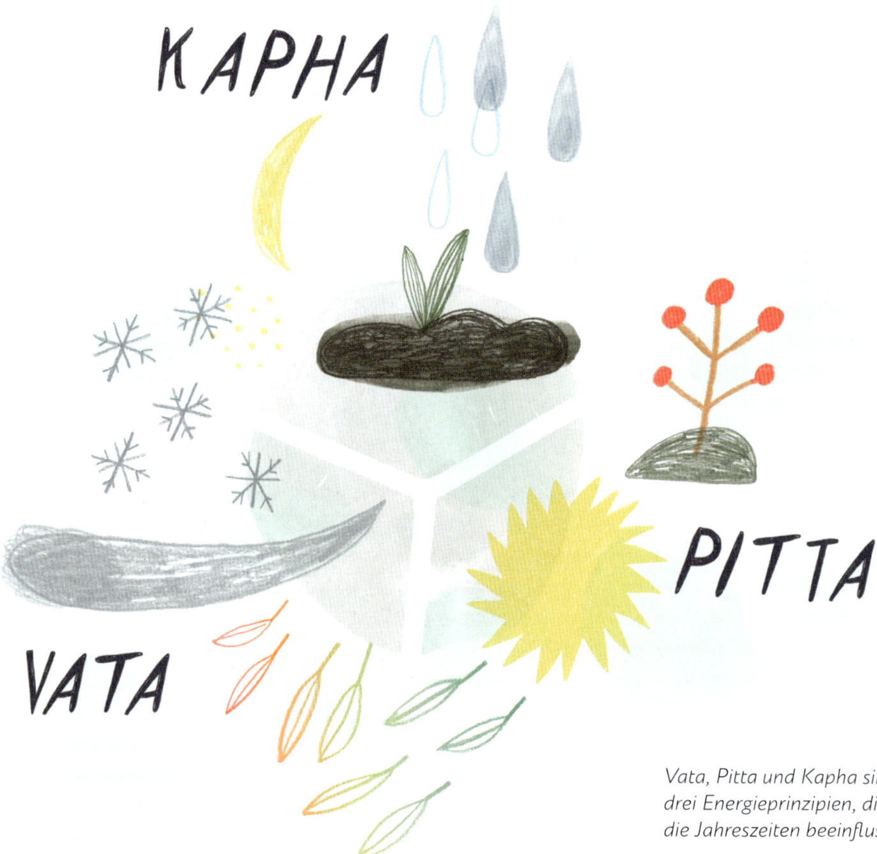

Vata, Pitta und Kapha sind drei Energieprinzipien, die auch die Jahreszeiten beeinflussen.

DIE DREI DOSHAS IN DEN JAHRESZEITEN

Vata, Pitta und Kapha bestimmen auch unsere Jahreszeiten. Dadurch erklärt sich, dass du dich im Sommer ganz anders fühlst als im Winter. Auch lieben es manche Menschen, wenn es draußen kalt und windig ist, andere wiederum blühen auf, wenn es warm und trocken ist. Das alles hängt davon ab, welcher Dosha-Typ du bist, und gleichzeitig, welches Dosha gerade jetzt in dieser Jahreszeit vorherrscht.

DREI DOSHAS IN VIER JAHRESZEITEN

In Indien, der Heimat des Ayurveda, ist es einfach: drei Doshas, drei Jahreszeiten. Monsunzeit, Sommer und Winter.

Hier in Europa kennen wir vier Jahreszeiten und die Zuordnung ist ein kleines bisschen komplizierter als in Indien.

→ Kapha-Zeit:
22. Februar bis 21. Juni
(Winter und Frühling)

→ Pitta-Zeit:
22. Juni bis 21. Oktober
(Sommer und Herbst)

→ Vata-Zeit:
22. Oktober bis 21. Februar
(Herbst und Winter)

Das ist natürlich nur eine schematische Einteilung, idealisiert und theoretisch. Der Einfluss eines Doshas auf eine bestimmte Jahreszeit wechselt nicht abrupt mit dem Datum, sondern allmählich. Aber als grobe Richtlinie hilft dir diese Einteilung, um im Laufe der Zeit selbst herauszufinden, was heute gerade für ein Wetter herrscht.

Die Beurteilung, ob heute ein Vata-Wetter, Pitta-Wetter oder eher ein Kapha-Wetter herrscht, hängt von drei Faktoren ab: Luftdruck steht unter Vata-Einfluss, Temperatur steht unter Pitta-Einfluss und Feuchtigkeit steht unter Kapha-Einfluss.

Warum sollte das wichtig für dich sein? Weil du dann besser für dich und deinen Energiehaushalt sorgen kannst! Wenn du weißt, welches Dosha heute das Wetter bestimmt, kannst du entsprechend handeln – das ist Ayurveda!

WANN BRAUCHST DU EINE MÜTZE UND WANN SCHARFE GEWÜRZE?

Wenn du die Doshas Vata, Pitta und Kapha und ihre Eigenschaften kennst, dann gelingt es dir leichter, dich nach dem Wetter zu richten. Das wird sich unmittelbar auf dein Wohlbefinden auswirken. Vata-Menschen brauchen viel öfter eine Mütze auf dem Kopf, als sie denken. Und Kapha-Menschen können bei nasskaltem Wetter scharfe Gewürze gut vertragen. Pitta-Menschen dagegen sollten bei Pitta-Wetter scharfe Gewürze meiden. Warum ist das so?

Vata – kalt, trocken, beweglich

Ein typischer Wintertag, wie wir ihn aus dem Bilderbuch kennen, ist ein Vata-Tag: strahlend blauer Himmel, trockene und kalte Luft. Aber auch ein kalter, stürmischer Herbsttag mit viel Luftbewegung ist Vata-Wetter.

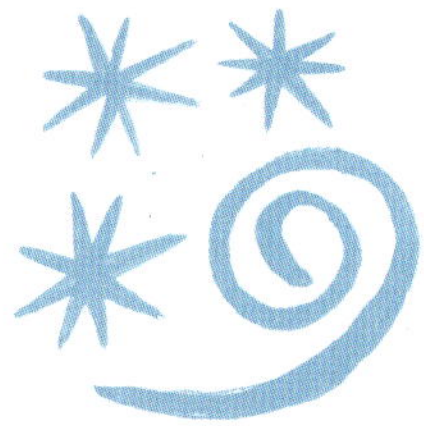

Vata besteht aus Luft und Äther (Raum)

Vicky, die von Geburt an viel Vata in sich trägt, weiß schon lange, dass sie ganz besonders bei Vata-Wetter gut für sich sorgen muss. Niemals geht sie ohne Mütze, Schal und Handschuhe aus dem Haus. Sie braucht diese behütende Wärme auch noch, wenn andere schon im T-Shirt laufen. Beim Essen richtet sie sich nun ganz nach ihren erhöhten Vata-Bedürfnissen: Warmes, Flüssiges, Cremiges, Nahrhaftes – das hilft ihr nun, die Trockenheit, Kälte und Luftigkeit von Vata auszugleichen.

Pitta – warm, scharf, leicht

Ein heißer Sommertag, an dem es über 30 °C heiß ist, ist ein richtiger Pitta-Tag. Die Luft steht, und wenn sich dann noch ein Gewitter ankündigt, zeigt sich auch noch der kleine Wasseranteil, der in Pitta steckt.

Pitta besteht aus Feuer und etwas Wasser

Pia, der Hitzkopf mit viel Pitta im Leib, kann Hitze nicht gut vertragen. Sie trägt ja selbst schon so viel davon in sich. Deshalb liebt sie die kühlen Morgenstunden und meidet die Mittagshitze. Sie sorgt gut für sich, indem sie im Schatten bleibt und stets gut behütet ist, um nicht zu viel Sonne abzubekommen. Da sie von Natur aus ein starkes Verdauungsfeuer hat, kann sie nun auch mittags Salat essen, der als Rohkost eigentlich schwer verdaulich ist. Außerdem liebt sie alles, was mit Kokosmilch zubereitet ist, auch das kühlt von innen.

Kapha – kalt, fest, träge

Kapha besteht aus Wasser und Erde

Nasskaltes Frühlingswetter mit viel Regen ist Kapha-Wetter. Aber auch im Herbst, wenn es so richtig ungemütlich nass und kalt ist, herrscht Kapha-Wetter vor.

Karla fühlt sich bei Kapha-Wetter immer wie gelähmt. Sie hat ohnehin viel Kapha in sich, wenn dann auch noch Kapha durch das Wetter hinzukommt, würde sie am liebsten nur noch im Bett oder auf dem Sofa bleiben. Aus Erfahrung weiß sie aber, dass ihr gerade dann Bewegung besonders guttut. Lange Spaziergänge, Joggen oder Fahrradfahren pusten das Kapha aus ihren Knochen. Ihre Mahlzeiten würzt sie nun etwas schärfer als gewohnt, auch das bringt wieder Pfeffer in ihren Tag.

Übergangszeiten

Die Übergangszeiten von einer Jahreszeit in die andere sind für den Körper immer besonders anstrengend. Jetzt ist es gut, wenn du auf deine innere Stimme hören kannst und intuitiv erspürst, was dir guttut. Je mehr du dich nach ayurvedischen Empfehlungen ernährst und auch danach lebst, umso mehr schulst du deine innere Intelligenz. Sie hilft dir dabei, bei jedem Wetter genau das Richtige zu tun und zu essen.

Was macht Vata-Vicky in den Jahreszeiten anders?

Wer so viel Vata hat wie Vicky, braucht viel Beruhigung, Regelmäßigkeit und Wärme. Deshalb sorgt Vicky in allen Jahreszeiten für einen übersichtlichen Tagesablauf und mindestens drei warme Mahlzeiten am Tag. Dann kann sie ihre Kreativität und Spontanität gut ausleben, ohne davon unruhig und nervös zu werden. Während ihr im Frühjahr leichte Bewegung im Freien guttut, ist im Herbst der Rückzug in die Behaglichkeit für sie wichtig.

VICKY IM FRÜHLING

Da im Frühling das Wetter oft wechselt, wechseln sich die Doshas auch oft bei der Dominanz des Wetters ab. Ist es nass und kalt, dann lebt Vicky ihre Kreativität am besten mit der Jahresplanung aus. Welche Projekte will sie verwirklichen, wohin will sie in den Urlaub fahren? Welches Zimmer soll neu gestaltet werden?

Sobald es wärmer wird und der Garten lockt, lebt sie ihre Freude an Veränderung im Blumenbeet aus. Die Erdung bei der Gartenarbeit beruhigt ihr Vata sehr angenehm – das erhöht dann Kapha, was sie in eine samtene Ruhe bringt.

Als kleine Entschlackungskur trinkt Vicky gerade jetzt in der Kapha-Zeit viel heißes Wasser, das sie ayurvedisch abgekocht hat (siehe Seite 88). Eine Fastenkur, wie sie in der Frühjahrszeit oft geraten wird, ist für Vata-Menschen wie Vicky nur dann empfehlenswert, wenn keinerlei Hunger aufkommt. Hunger erhöht Vata noch mehr!

Mütze, Schal und Handschuhe trägt Vicky noch immer, wenn andere schon längst im T-Shirt draußen sind. Ihre zarte Vata-Konstitution braucht viel Schutz und Wärme, damit sie ihren Energiehaushalt auf einem guten Niveau halten kann.

VICKY IM SOMMER

Vickys feinsinnige Vata-Konstitution braucht in der Sommerhitze Kühlung und Behütung im wahrsten Sinne des Wortes. Gelassenheit zelebriert sie nun mit einem kurzen Mittagsschläfchen und viel Entspannung im Liegestuhl. Ihre Kreativität lebt sie mit der Erfindung von immer neuen Smoothie-Variationen aus. Die langen hellen Abendstunden nutzt sie nun besonders gerne fürs Malen, Fotografieren und ihre geliebte Gartenarbeit.

Obwohl es jetzt im Sommer oft sehr warm ist, sind für Vata-Naturen wie Vicky drei warme Mahlzeiten förderlich. Auch an heißen Sommertagen ist der warme oder zumindest lauwarme Getreidebrei ein perfekter Start in den Tag.

Für alle Vata-Menschen ist große Anstrengung mit viel Schwitzen nicht gut. Vata-Naturen haben ein zartes Wesen, das immer gut behütet werden sollte. Deshalb sind im Sommer Yoga und Schwimmen ohne Anstrengung ideal.

VICKY IM HERBST

Wenn es allmählich kühler wird, dann herrscht zwar noch viel Pitta vor, aber so allmählich kommt auch wieder das luftige, leicht bewegliche Vata dazu – die Herbststürme bringen es mit. Für Vicky bedeutet das, dass sie sich wieder vermehrt um warme Geborgenheit kümmert, denn das Vata-Dosha ist von Natur aus kalt. Ein Dosha, das dominant ist, wird am besten immer mit dem Gegenteil ausgeglichen.

Aus der warmen Sommerzeit hat Vicky noch viel kreative Kraft in sich, die sie jetzt mit Stricken und kreativem Gestalten in die Tat umsetzt. Beim Stricken ist sie zwar nicht allzu akkurat, aber ihre Kreationen sind dafür einzigartig! Das macht die kleinen Ungenauigkeiten wieder wett.

Jetzt, wenn Vata im Herbst ansteigt, achtet Vicky gut auf sich, indem sie regelmäßig mindestens drei warme Mahlzeiten zu sich nimmt. Nachmittags kann sie auch oft noch ein Honig- oder Marmeladenbrot vertragen.

VICKY IM WINTER

Winterzeit ist Vata-Zeit. Für Vicky ist das die Jahreszeit, in der das Vata in ihr schnell ansteigt, denn sie selbst hat schon viel Vata in sich. Fallende Temperaturen und kalte Winde verstärken Vata in jedem Menschen, bei Vicky aber besonders stark. Und was macht Vicky damit? Sie sorgt mit nahrhaften Speisen für viel Energie und Stabilität. Diäten sind für die zarten, sensiblen Vata-Naturen ohnehin nicht geeignet und jetzt im Winter, zur Vata-Zeit, am allerwenigsten.

Morgens startet Vicky jetzt mit Grießbrei oder einem Getreidebrei in den Tag, gerne auch mit etwas Sahne, damit sie für den Tag Stabilität bekommt. Warme Eintöpfe mit Süßkartoffeln, Roten Beten und Sellerie erden sie gut. Auch Kohlsorten, wie sie in unseren Wintern üblich sind, bekommen ihr in mäßigen Mengen gut, wenn sie mit Sahne und Ghee ausgleicht.

Mit den Jahren, in denen Vicky sich nun schon mit Ayurveda beschäftigt, hat sie herausgefunden, dass sie im Winter mindestens acht Stunden Schlaf braucht. Oft tut ihr auch eine zusätzliche Mütze Schlaf gut, denn ihr zartbesaitetes Nervenkostüm braucht viel Ruhe. Am Anfang fiel es ihr schwer, um 22 Uhr ins Bett zu gehen, aber inzwischen hat sie die Wohltat einer erholsamen Nacht schätzen gelernt. So tankt sie Kraft und Energie für die dunkle Jahreszeit und kommt frisch und munter im neuen Jahr an. Bis Ende Februar oder Anfang März wieder die Kapha-Zeit beginnt, bleibt sie dabei, mit viel Schlaf, Wärme und Geborgenheit ihre Lebendigkeit auf einem hohen, gesunden Niveau zu halten.

So strukturiert Pitta-Pia ihr Leben in den Jahreszeiten

Pitta-Pia hat viel Feuer in sich. Deshalb achtet sie zu jeder Jahreszeit darauf, nicht zu heißzulaufen, sondern immer schön cool zu bleiben. Für Pia ist es überhaupt keine Anstrengung, große Events zu organisieren, ihre Abteilung zu führen und auch nach Feierabend noch sinnvoll ihr Leben zu strukturieren. Dabei steigt und steigt ihr Pitta an. Deshalb sorgt sie am besten für sich, wenn sie chillt, was ja im wörtlich übersetzten Sinn „abkühlen" bedeutet.

PIA IM FRÜHLING

Pia ist immer sehr ordentlich und dennoch sammelt sich im Kleiderschrank und im Küchenschrank so einiges an, was sie schon monatelang nicht mehr in Benutzung hatte. Im Frühling ist für Pitta-Menschen wie Pia eine gute Zeit, wenn sie Schränke ausmisten und sich von Unnötigem trennen. Auch Keller, Schuppen und Dachboden können jetzt vom Staub befreit werden. „Klar Schiff machen" sagt Pia dazu, das liegt ihr im Blut.

Pias Verdauungsfeuer ist in der Regel kräftig. Da Agni, das Verdauungsfeuer, selbst aus Pitta besteht, hat Pia mit ihrem vielen Pitta damit selten Probleme. Wenn sie jedoch zu Durchfall neigt, was ein typisches Zeichen von zu viel Pitta ist, dann ist das Frühjahr für sie eine gute Zeit, um eine kleine Entschlackungskur zu machen. Dann trinkt sie alle halbe Stunde eine Tasse heißes Wasser und nimmt ein oder zwei Tage nur Flüssiges zu sich: Gemüsesuppen, Reissuppen und frisch gepresste Obstsäfte.

Sobald es im Frühjahr wärmer wird, verlegt Pia ihre Joggingrunden in die frühen Morgenstunden. Da sie viel Feuer und Hitze in sich trägt, sind die warmen Stunden am Mittag und Abend zu viel für sie. Es wird ja nun schon früh hell, sie liebt diese kühle Morgenzeit.

PIA IM SOMMER

Sommerzeit ist Pitta-Zeit und deshalb sorgt Pitta-Pia jetzt ganz besonders gut für Kühlung – innen wie außen. Ihr liebstes Kühlmittel ist Kokosmilch! Darin würde sie nun am liebsten baden, so sehr mag sie Kokosmilch. Für ihr Abhyanga verwendet sie im Sommer nur Kokosöl, denn auch das kühlt besser als Sesamöl.

Dank Ayurveda weiß Pia aber auch, dass eiskalte Getränke oder Speisen gar nicht empfehlenswert sind! Sie kühlen nur Agni herunter, das Verdauungsfeuer, welches im Sommer ohnehin etwas schwächer ist. Agni wird durch Eiskaltes so schwach, dass die Nahrung nicht mehr gut verstoffwechselt wird. Das, was nicht verstoffwechselt werden kann, wird im Ayurveda „Ama" genannt. Im Ayurveda heißt es, dass Ama der Beginn jeder Krankheit ist. Deshalb isst und trinkt Pia auch im heißen Sommer niemals Eiskaltes.

Pitta-Naturen haben von Haus aus ein starkes Verdauungsfeuer, deshalb können sie im Sommer nun auch Salate gut verdauen. Rohkost gilt im Ayurveda normalerweise als schwer verdaulich, aber Pitta-Menschen wie Pia genießen in dieser Jahreszeit mittags einen großen Teller Salat.

PIA IM HERBST

Pia genießt die Zeit, wenn es wieder kühler wird. Die große Sommerhitze, die jetzt durch den Klimawandel immer häufiger und ausgedehnter wird, kann sie nicht gut vertragen. Die kühleren Nächte im Herbst lassen sie wieder entspannter schlafen. Die gut strukturierte Pia mit ihrem vielen Pitta liebt es im Herbst, Drachen steigen zu lassen. Das lockt ihre verspielte Seite hervor, die allzu oft hinter Do-to-Listen verschwindet. Für Pia ist es wohltuend, wenn sie jetzt im Herbst mehr zur Ruhe kommt, verspielt Dinge tut, die keinen echten Nutzen haben, und entspannt auf dem Sofa liest.

Damit ihr wohl organisiertes Pitta auch noch etwas zu tun hat, macht sie sich jetzt schon über Weihnachten Gedanken. Sie plant mit einer Excel-Tabelle, wer was als Geschenk bekommen soll. So kommt keine Hektik auf und sie hat Zeit

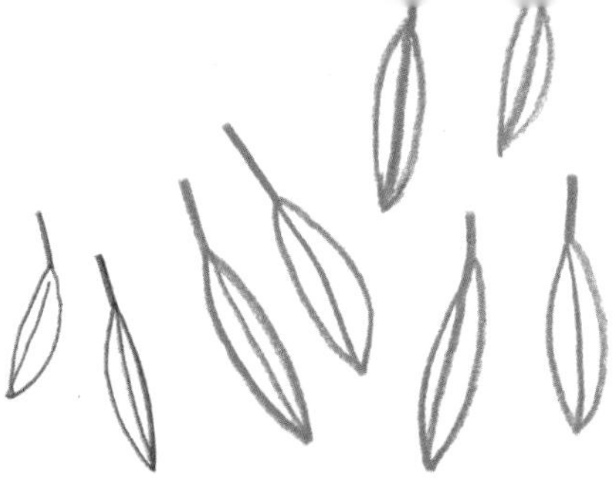

genug, alles rechtzeitig zu besorgen. Überstürztes Einkaufen und kopfloses Bestellen im Internet sind ihr ein Graus.

PIA IM WINTER

Die stürmische und kalte Vata-Zeit setzt Pia immer ein wenig zu. Sie kann die Kälte zwar gut vertragen, ihr heißes Pitta-Dosha wird schön gekühlt und ihre oft gerötete Haut normalisiert sich nun wieder. Aber die Unruhe der Vata-Zeit macht ihr zu schaffen, sie fühlt sich dann leicht ungeborgen. Was ihr dann immer hilft, ist eine Umstellung der Ernährung auf warme, nährende Mahlzeiten. Süße Mahlzeiten, saftige Gerichte mit Saucen und herbe Gemüsesorten beruhigen Pia und nähren sie rundum.

Pia plant gerne. Den kommenden Tag und das kommende Jahr ebenso. Im Winter zur Jahreswende ist ihre Zeit, um nicht nur nach vorne zu schauen, sondern auch das vergangene Jahr zu betrachten. In ihrem digitalen Kalender findet sie schnell alle Einträge zu besonderen Ereignissen. Es tut ihr gut, festzustellen, was sie im zu Ende gehenden Jahr alles erlebt hat und was sie begeistert hat. Ihren Fokus legt sie dabei auf die positiven Ereignisse. Die Gestaltung eines Fotobuchs ist für sie die schönste Beschäftigung in der Vata-Zeit. Dabei kann sie ihr Bedürfnis nach Struktur kreativ ausleben.

In der kalten und windigen Winter-Vata-Zeit liebt Pia Gerichte aus den heimischen Wintergemüsen. Die kräftigen Farben von Rotkohl, Roten Beten und Karotten nähren sie schon beim Anblick. Zusammen mit Hülsenfrüchten und gelegentlich etwas Hüttenkäse, Frischkäse und Lassi (nur in der Mittagszeit) stärkt sie ihr Immunsystem für die kalte Winterzeit. Diäten, um die Kalorien der Weihnachtsbäckerei wieder abzuhungern, werden im Ayurveda gar nicht empfohlen. Die Winterzeit ist hart genug, jetzt geht es darum, sich wohlig zu stärken, ausreichend zu schlafen und fit ins Frühjahr zu kommen.

Kapha-Karla kommt topfit durch die Jahreszeiten

Karla ist bei allen Menschen beliebt. Sie strahlt so unendlich viel Ruhe und Gemütlichkeit aus, sie ist immer der Fels in der Brandung, bei ihr fühlt man sich sofort geborgen. Ihr starkes Kapha sorgt dafür. Karla weiß darum, seitdem sie sich mit Ayurveda beschäftigt.

Was für ein Glück für sie, denn nun kann sie ihre Konstitution besser einschätzen! Denn zu viel Kapha sorgt dafür, dass das Sofa schnell zum Lieblingsplatz wird und die Waage immer höhere Zahlen anzeigt. Mit den folgenden ayurvedischen Empfehlungen kommt Karla topfit durch alle Jahreszeiten.

KARLA IM FRÜHLING

Nach der wohligen Winterzeit bereitet sich Karla innerlich darauf vor, dass sie jetzt wieder mehr Bewegung braucht. Aus positiver Erfahrung gestärkt, meldet sie sich bei der Laufgruppe an, mit der sie schon seit vielen Jahren zweimal in der Woche eine Stunde walkt. Alleine würde sie die Regelmäßigkeit nicht schaffen, aber mit der Gruppe macht es ihr Spaß. Ohne Freude am Tun taugen die besten Vorsätze nichts.

Alles, was die Sinne anregt, ist gut für Kapha-Karla! Barfuß über Wiesen und Wege gehen, spüren, wie kalt der Boden noch ist und der Morgentau die Waden streift – das belebt sie. Kapha-Naturen profitieren nicht nur von körperlicher Bewegung, auch geistige Beweglichkeit hält sie frisch und munter. Vor Kurzem hat sich Karla zu einem Chinesisch-Kurs angemeldet. Sie will gar nicht nach China, aber einfach aus Interesse und weil ihr das Lernen einer neuen Sprache Freude bereitet.

Frische Kräuter und kräftig gewürzte Speisen sind der Motor für Karlas trägen Stoffwechsel. Sobald die ersten Kräuter frisch auf dem Markt zu kaufen sind, würzt sie viel damit. Ihr ist wichtig, dass die Kräuter unter natürlicher Sonne gewachsen sind, dann enthalten sie besonders viele der gesunden Nährstoffe.

KARLA IM SOMMER

Immer wieder Neues ausprobieren belebt Karla auch in den heißen Sommertagen. Am liebsten ist sie dann draußen in der Natur und neulich hat sie sogar in einer heißen Sommernacht draußen geschlafen – unter freiem Himmel! Die ungewohnten Geräusche, der Sternenhimmel und die Luftbewegungen im Gesicht, das hat sie begeistert.

Statt All-inclusive-Reisen hat Karla jetzt die Wunderwelt des Wanderns für sich entdeckt.

Auch an den freien Wochenenden ist sie viel mit Freunden unterwegs und mit ihrer Wander-App hat sie schon so unglaublich viel Neues in ihrer unmittelbaren Umgebung kennengelernt, was ihr bis dahin unbekannt war.

Karla ist es wichtig, dass sie Spaß an dem hat, was sie unternimmt. Nur weil es vernünftig wäre, sich zu bewegen, ist keine Motivation, die sie auf Dauer trägt. In Gruppen findet sie Menschen, mit denen sie ihre Freude teilen kann, das braucht sie für ihr Gleichgewicht.

KARLA IM HERBST

Karla geht gerne ins Kino. Filme, die ihre Fantasie anregen, liebt sie besonders, auch Fantasy-Bücher liegen ihr sehr. Sie kommt mit den kürzer werdenden Tagen gut zurecht, wenn sie sich immer wieder um Anregungen kümmert.

Regelmäßig im Herbst legt sie eine Digital-Detox-Phase ein. Ihre Familie und Freunde wissen Bescheid und die freuen sich schon darauf. Denn sie wissen, was jetzt kommt: eine handgeschriebene Einladung zum gemütlichen Essen. Das Vata des Herbstes ist für Karla anregend und belebend, wenn sie beim Essen darauf achtet, Fettes und Süßes nur in Maßen zu genießen.

Solange es die Witterung erlaubt, fährt sie immer noch mit dem Fahrrad zur Schule. Die morgendliche Bewegung bringt ihr träges Kapha in Schwung und sie fühlt sich in ihrem Arbeitsalltag viel energievoller.

Die Fastenzeit im Dezember nutzt Karla dazu, auf Süßes vollständig zu verzichten. Das hilft ihr sehr, das Kapha in ihrem Körper zu reduzieren. Dadurch hatte sie schon seit Jahren keine Erkältung mehr im Winter. Erkältung ist immer ein Anzeichen von zu viel angesammeltem Kapha im Körper, deshalb ist es gut, noch vor der Kapha-Zeit, also zum Jahresende hin, Kapha zu reduzieren.

KARLA IM WINTER

Karla liebt die Winterzeit – es ist Familienzeit! Sie kocht gerne für die ganze Familie, und wenn die Freunde ihrer Kinder zum Essen bleiben, ist sie glücklich. Eine große Runde am Esstisch, das ist für Karla die pure Lebensfreude.

Ihre Walking-Gruppe pausiert im Winter, es wird zu früh dunkel. Aber ohne regelmäßige Bewegung fühlt sich Karla schnell müde, ein Zustand, den sie gar nicht mag. Deshalb geht sie in der Winterzeit ins Sportstudio und trainiert dort zweimal in der Woche für eine Stunde. Auch wenn sie lieber draußen in der Gruppe walkt, ist das für sie ein annehmbarer Kompromiss, um gesund durch die Vata-betonte Winterzeit zu kommen.

Obwohl im Ayurveda nicht empfohlen wird, im Winter zur Vata-Zeit Diät zu machen, achtet Karla dennoch darauf, in dieser Zeit nicht allzu viele Kalorien aufzunehmen. Wann immer es sich gut ergibt, verzichtet sie auf das Frühstück, ihre erste Mahlzeit ist dann mittags. Auch mit Ölen und Fetten geht sie möglichst sparsam um, das verleiht ihr mehr Leichtigkeit. Mit scharfen Gewürzen dagegen bringt sie Pep in die dunkle Jahreszeit, scharfe Gewürze kurbeln ihren trägen Stoffwechsel an. Das ist die beste Voraussetzung für Kapha-Karla, die kommende Kapha-Zeit im Frühling ohne Erkältung und mit viel Energie zu erleben.

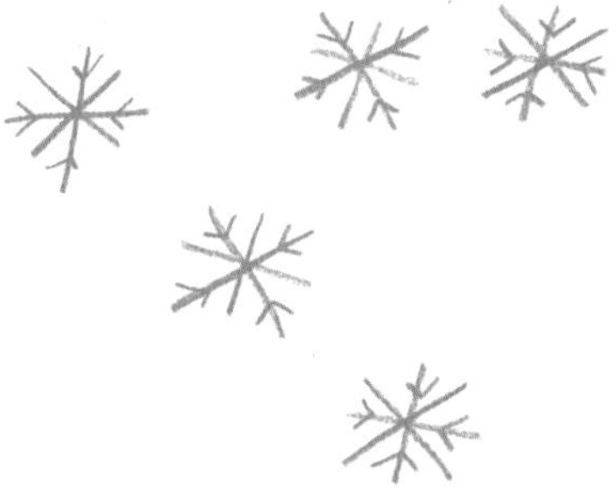

Die ayurvedische Gesundheitslehre geht davon aus, dass du von Geburt an perfekt bist.

DAS IDEALGEWICHT IM AYURVEDA

Ayurveda ist ein individuelles Gesundheitssystem, das die unterschiedlichen Konstitutionen berücksichtigt. Es wäre ganz und gar unsinnig, wenn die rundliche Karla sich anstrengen würde, genauso elfenhaft schlank wie Vicky zu sein. Sie würde es nie erreichen. Eine Kapha-Natur hat schon einen ganz anderen Körperbau und einen langsameren Stoffwechsel. Deshalb kann ein BMI (Body Mass Index) nur ein ungefährer Anhaltspunkt sein.

WICHTIGER IST IM AYURVEDA DAS WOHLFÜHLGEWICHT

Karla staunt immer über Vicky. Vicky macht sich als Vata-Natur nie Gedanken darum, ob ihr Kalorienmaß für diesen Tag schon erfüllt ist, und trotzdem nimmt sie nicht zu. Sie ist zierlich, rank und schlank. Karla dagegen hat manchmal das Gefühl, wenn sie nur an Sahnetorte denkt, dann nimmt sie schon zu.

Seit sie sich mit Ayurveda beschäftigt, weiß sie, dass ihre rundlichen Formen zu ihr gehören, und sie kennt nun auch die besten Tipps, wie sie ihr Gewicht gut halten kann. Sie achtet auf ihren langsamen Stoffwechsel und heizt ihn mit viel Bewegung und scharfen Gewürzen an. Pia mit ihrer Pitta-Konstitution hat eine athletische Figur, sie treibt bewusst viel Sport, um sich fit und schlank zu halten. Sie hat ohnehin ein hohes Maß an Disziplin, deshalb fällt es ihr leicht, zweimal in der Woche Sport zu treiben und jede Treppe zu Fuß zu gehen. Fahrstuhl und Rolltreppen meidet sie. Wenn Pia jedoch nicht im Gleichgewicht ist, dann neigt sie dazu, zu viel und zu hastig zu essen. Das ist das größte Problem für Pitta-Menschen und sie lösen es dadurch, dass sie sich in allem mäßigen – beim Arbeiten, beim Verantwortungübernehmen und eben auch beim Essen.

AYURVEDA KENNT KEINE DIÄT

Übergewicht entsteht meist aus einer unglücklichen Kombination von zu viel Essen, falschem Essen und dies alles auch noch zur falschen Zeit.

Dein Wohlfühlgewicht erreichst du am leichtesten mit Ayurveda durch die für dich günstigen Lebensmittel und eine Anpassung deines Lebensstils. Hungern ist im Ayurveda nicht vorgesehen – im Gegenteil! Hungern erhöht Vata und damit nimmt die Unruhe in dir zu. In den nächsten drei Kapiteln findest du die Lebensmittel, die zu deinem Dosha am besten passen.

WAS – WANN – WIE ESSEN

Wann aber ist die richtige Zeit zum Essen? Das Frühstück ist in der Regel leicht verdaulich und sollte möglichst bis 8 Uhr oder 9 Uhr abgeschlossen sein, denn bevor du mittags deine warme Hauptmahlzeit einnimmst, sollte das Frühstück komplett verdaut sein. Für Kapha-Menschen gilt: entweder ganz früh, vor 7 Uhr frühstücken oder erst nach 9 Uhr.

HUNGER IST, WENN DU AUCH EIN STÜCK TROCKENES BROT ESSEN WÜRDEST

Dann ist es Zeit für die wichtigste Mahlzeit des Tages, dein Mittagessen. Es sollte in der Pitta-Zeit stattfinden, nämlich dann, wenn die Sonne am höchsten steht und dein Verdauungsfeuer am kräftigsten arbeiten kann. Zwischen 12 Uhr und 13 Uhr ist die ideale Zeit.

Dein Abendessen sollte auf jeden Fall leicht verdaulich sein und früh am Abend eingenommen werden, denn nach 19 Uhr sinkt die Verdauungskraft ab. Alles, was du danach noch zu dir nimmst, kann praktisch nicht mehr verstoffwechselt werden und lagert sich im Körper als Stoffwechselrückstand an. Im Volksmund nennt man das Schlacken, Ayurveda sagt dazu „Ama“.

Deinem Idealgewicht tut es sehr gut, wenn du in einer ruhigen, entspannten Atmosphäre isst. Streitgespräche, hitzige Diskussionen oder Fernsehen stören bei der Verdauung. Eine starke, regelmäßige Verdauung ist die Grundlage für dein Wohlfühlgewicht.

Wohlfühlgewicht für Vata-Typen

Wenn Vata-Naturen zunehmen, dann immer am Bauch. Die untere Bauchhälfte ist der Sitz von Vata.

Vata-Konstitutionen wie Vicky sind von Natur aus zierlich gebaut und sind dabei entweder sehr klein oder sehr groß. Vicky muss eher darauf achten, dass sie nicht untergewichtig wird. Oftmals vergisst sie nämlich eine Mahlzeit und das tut ihr gar nicht gut. Sie wird dadurch noch hibbeliger und flirriger, als sie es ohnehin als Vata-Typ schon ist. Drei bis vier warme Mahlzeiten sind für Vicky ideal. Alle können sie sehr nahrhaft sein, gerne mit Sahne und gesunder Süße angereichert.

Wohlfühlgewicht für Pitta-Typen

Pitta-Naturen nehmen am ehesten am Po und den Hüften zu. Sie neigen zu der typischen Birnenform. Pitta-Konstitutionen wie Pia sind von Natur aus mittelgroß und eher athletisch gebaut. Wie alle Pitta-Typen hat Pia ein hohes Verantwortungsbewusstsein und eine stark ausgeprägte Disziplin, die sie vor Gewichtszunahme bewahrt. Pia kommt am besten zurecht, wenn sie abends eine Gemüsesuppe mit Kartoffeln isst, dazu Vollkornbrot und Butter. Salat verträgt sie mittags am besten, dann ist ihr Verdauungsfeuer am kräftigsten.

Wohlfühlgewicht für Kapha-Typen

Kapha-Konstitutionen waren in früheren Zeiten, als es noch viel Hunger gab, die Überlebenskünstler. Sie können aus wenig Nahrung viel Energie aufbauen und diese auch noch lange speichern.

Kapha-Menschen wie Karla sind von Natur aus kräftig gebaut und sind die idealen Langstreckenläufer. Sind sie allerdings nicht täglich flott unterwegs, neigen sie zur Gewichtszunahme. Ihr langsamer Stoffwechsel und ihre angeborene Gemütlichkeit begünstigen die weichen Rundungen. Dafür ist Karla aber auch jemand, der kaum aus der Ruhe zu bringen ist, das macht sie so liebenswert. Karla kann ihr Gewicht am besten halten, wenn sie morgens nur Zitronen-Honig-Wasser trinkt oder ein leicht scharfes Obstkompott isst, mittags eine leicht verdauliche Hauptmahlzeit mit Linsen-Dal und abends ein leicht scharfes, klares Gemüsesüppchen mit Reiseinlage.

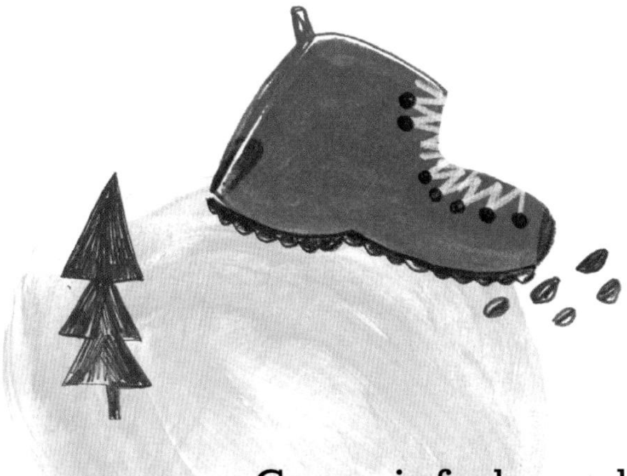

Ganz einfach – geh mal wieder!

Es ist so simpel und gleichzeitig so effektiv: Geh so viel, wie du kannst. Dein Körper könnte jeden Tag locker 20 bis 30 km gehen, dafür ist er gebaut. Meist schaffen wir nur mit einer großen Portion Extraaufwand gerade einmal einen kleinen Teil davon. Für deinen Stoffwechsel und alle lebenswichtigen Funktionen und damit auch für dein Wohlfühlgewicht ist regelmäßiges, tägliches Gehen das Beste. Eine halbe Stunde sollte es gerne sein, du brauchst dich dabei nicht besonders anzustrengen, wichtiger ist die Regelmäßigkeit und dass du es überhaupt tust.

Süß, sauer, salzig –
diese drei Geschmacksrichtungen
bringen Vata wieder ins
Gleichgewicht.

LEBENSMITTEL FÜR VATA

Ayurveda ist eine Gesundheitslehre, die auf Balance setzt. Die Doshas sollten möglichst immer in dem Verhältnis, wie sie bei der Geburt angelegt waren, bleiben. Wenn aber doch ein Dosha ins Ungleichgewicht geraten ist, dann ist es aus ayurvedischer Sicht immer zu hoch. Dann gleicht man mit Lebensmitteln und Maßnahmen aus, die die entsprechende Qualität reduzieren.

Vata-reduzierende Lebensmittel

HÜLSENFRÜCHTE

Linsen, Mungbohnen, rote Linsen, Sojaprodukte/Tofuprodukte.

GETREIDE

Grieß (aus Weizen oder Dinkel), Dinkel, Hafer (gekocht), Reis (vor allem Basmatireis), Weizen. Getreide möglichst als Brei gekocht. Nudeln aus Weizen und Dinkel.

NÜSSE UND SAMEN

Alle nur in kleinen Mengen.

GEMÜSE

Grüne Bohnen, Erbsen, grünes Blattgemüse, Gurken, Karotten, Okra, Rettich (gedünstet), Rote Bete, Sellerie, Spargel, Staudensellerie, Süßkartoffeln. In kleinen Mengen: Blumenkohl, Brokkoli, alle Kohlsorten, Spinat, Tomate, Zucchini. Gemüse sollte immer gut gekocht und warm genossen werden. Wenig bis gar keine Rohkost.

OBST

Nur süße und reife Früchte: Ananas, Apfel (wenig), Aprikose, Avocado, Banane, Beeren, Birne (wenig), Grapefruit, Datteln, Feigen, Kirschen, Melone, Mango, Orange, Nektarine, Papaya, Pfirsich, Pflaumen, Trauben, Trockenfrüchte.

MILCHPRODUKTE

Ghee, Frischkäse, Joghurt, Milch, Sahne. Alternative zu Milch: Hafer-, Dinkel- oder Mandelmilch.

FLEISCH, FISCH UND EIER

Huhn, Pute, Meerestiere und Eier, gebraten oder als Rührei.

ÖLE UND FETTE

Butter, Olivenöl, Sesamöl, Sonnenblumenöl. Alle Öle und Fette in kleinen Mengen.

GEWÜRZE

Anis, Asafoetida (Hing), Basilikum, Bockshornkleesamen, Fenchel, Kardamom, Korianderkraut, Kreuzkümmel (Kumin), Kümmel, Majoran, Muskat, Nelken, Oregano, Salz, Senfsamen, schwarzer Pfeffer, Schwarzkümmel, Thymian, Zimt.

SÜSSES

Ahornsirup, Honig, Rohrzucker, ayurvedischer Kandiszucker (Sharkara), Birnenmelasse.

→ Vickys Tipp:
Warme Speisen und Getränke, 3 bis 4 regelmäßige Mahlzeiten.

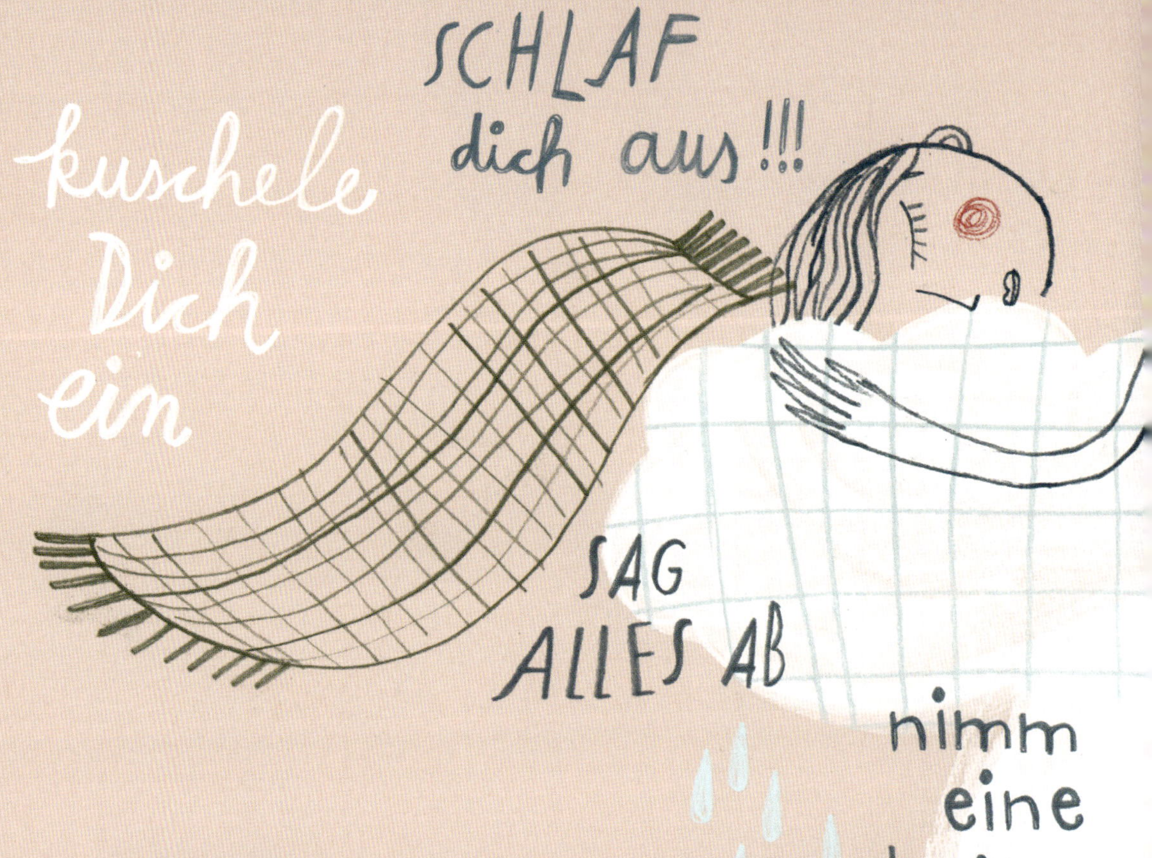
SCHLAF dich aus!!!
kuschele Dich ein
SAG ALLES AB

Vickys Vata-Empfehlungen

Wenn bei Vicky das Gedankenkarussell nicht mehr zum Stillstand kommt, Sorgen und Ängste sie plagen, dann weiß sie, ihr Vata ist erhöht. Das Wichtigste ist jetzt für sie die Regelmäßigkeit im Tagesablauf und dass sie sich Zeit für sich selbst nimmt. Wenn sie es schafft, eine ayurvedische Ölmassage, ein Abhyanga, durchzuführen, dann geht es ihr schnell wieder besser. Sie fühlt sich dann wieder im Leben und in ihrer Welt geborgen. (Siehe Seite 83.)

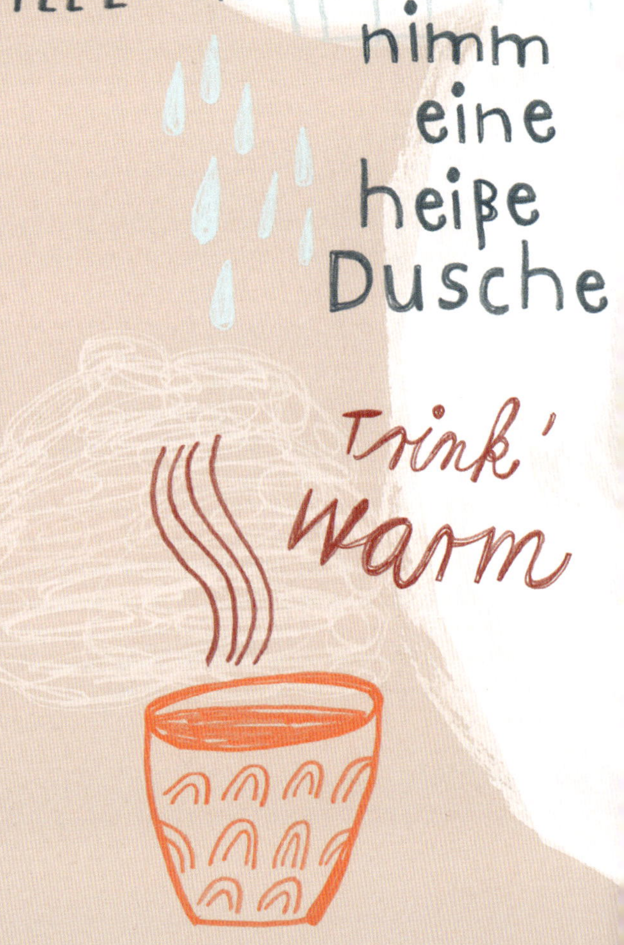
nimm eine heiße Dusche
Trink' warm

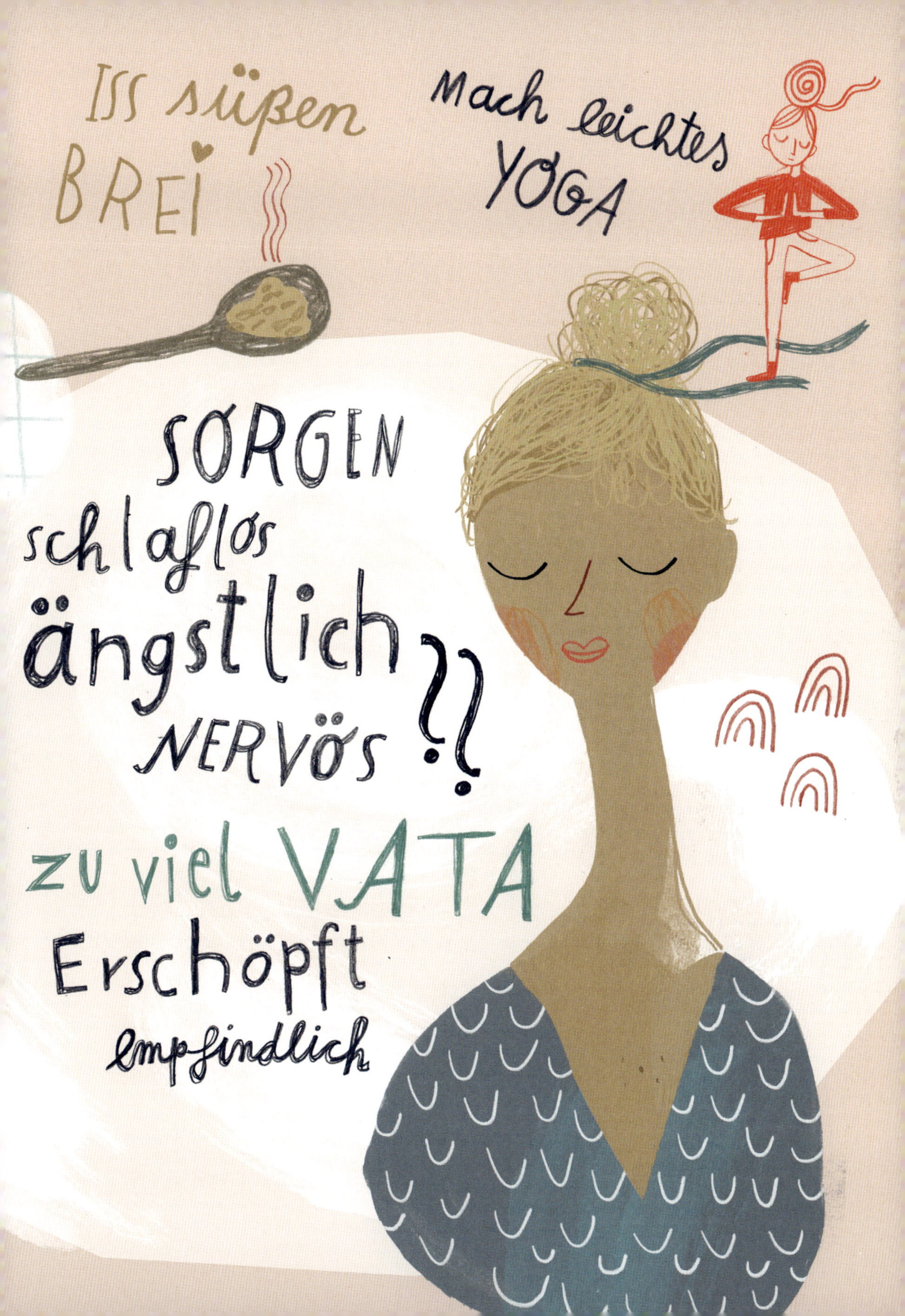
Iss süßen BREI
Mach leichtes YOGA
SORGEN
schlaflos
ängstlich
NERVÖS
??
zu viel VATA
Erschöpft
empfindlich

Süß, herb und bitter – diese drei Geschmacksrichtungen bringen Pitta wieder ins Gleichgewicht.

LEBENSMITTEL FÜR PITTA

Wenn du schon mit viel Pitta auf die Welt gekommen bist, ist es in Ordnung, dass das auch ein Leben lang so bleibt, mehr sollte es aber nicht werden!

Da Pitta-Menschen leicht zornig oder ärgerlich werden, steigt Pitta schnell an. Ein erhöhtes Pitta erkennst du an Hitze und Feuer. Wenn es draußen oder in dir heiß ist, dann helfen kühlende Lebensmittel sofort. Im Ayurveda kennt man eine ganze Liste an Lebensmitteln, die Pitta wieder beruhigen und in Balance bringen.

Pitta-reduzierende Lebensmittel

HÜLSENFRÜCHTE
Mung-Bohnen, grüne Bohnen, frische Erbsen, Sojaprodukte, alle Hülsenfrüchte außer Linsen.

GETREIDE
Gerste, Hafer (gekocht), Reis (vor allem Basmatireis), Weizen (Nudeln).

NÜSSE UND SAMEN
Kokosnuss, Kürbissamen, Sonnenblumenkerne.

GEMÜSE
Alle süßen und herben Gemüsesorten, wie grünes Blattgemüse, Blumenkohl, grüne Bohnen, Brokkoli, Erbsen, Gurken, Kartoffeln, Keimlinge, Kohl, Kürbis, Mangold, Okra, grüne Paprika, Petersilie, Pilze, Rosenkohl, grüne Salate, Sellerie, Spargel, Sprossen, Süßkartoffeln, Wirsing, Zucchini.

OBST
Alle süßen Früchte, wie Ananas, Äpfel, Avocados, Bananen, Birnen, Dörrpflaumen, Feigen, Granatäpfel, Kirschen, Mangos, süße Melonen, süße Orangen, Pflaumen, Zwetschgen, Rosinen, süße und dunkle Trauben.

MILCHPRODUKTE
Ghee, Milch, ungesalzene Butter, Hüttenkäse, Frischkäse in kleinen Mengen. Vegane Alternative zu Milch: Dinkel-, Reis- und Hafermilch.

FLEISCH, FISCH UND EIER
Eiweiß vom Hühnerei, Garnelen in kleinen Mengen, Huhn, Pute, Wild.

ÖLE UND FETTE
Ghee, Kokosöl, Olivenöl, Sojaöl, Sonnenblumenöl.

GEWÜRZE
Fenchel, Gartenkräuter (jedoch keine Lauchgewächse wie Schnittlauch oder Knoblauch), Ingwer, Kardamom, Koriander, Kurkuma (Gelbwurz), schwarzer Pfeffer in kleinen Mengen, Safran, Zimt.

SÜSSES
Alle Süßmittel außer Honig und Melasse.

→ Pias Tipp:
Nährende, leicht ölige Mahlzeiten und mittags gerne auch mal einen Salat dazu.

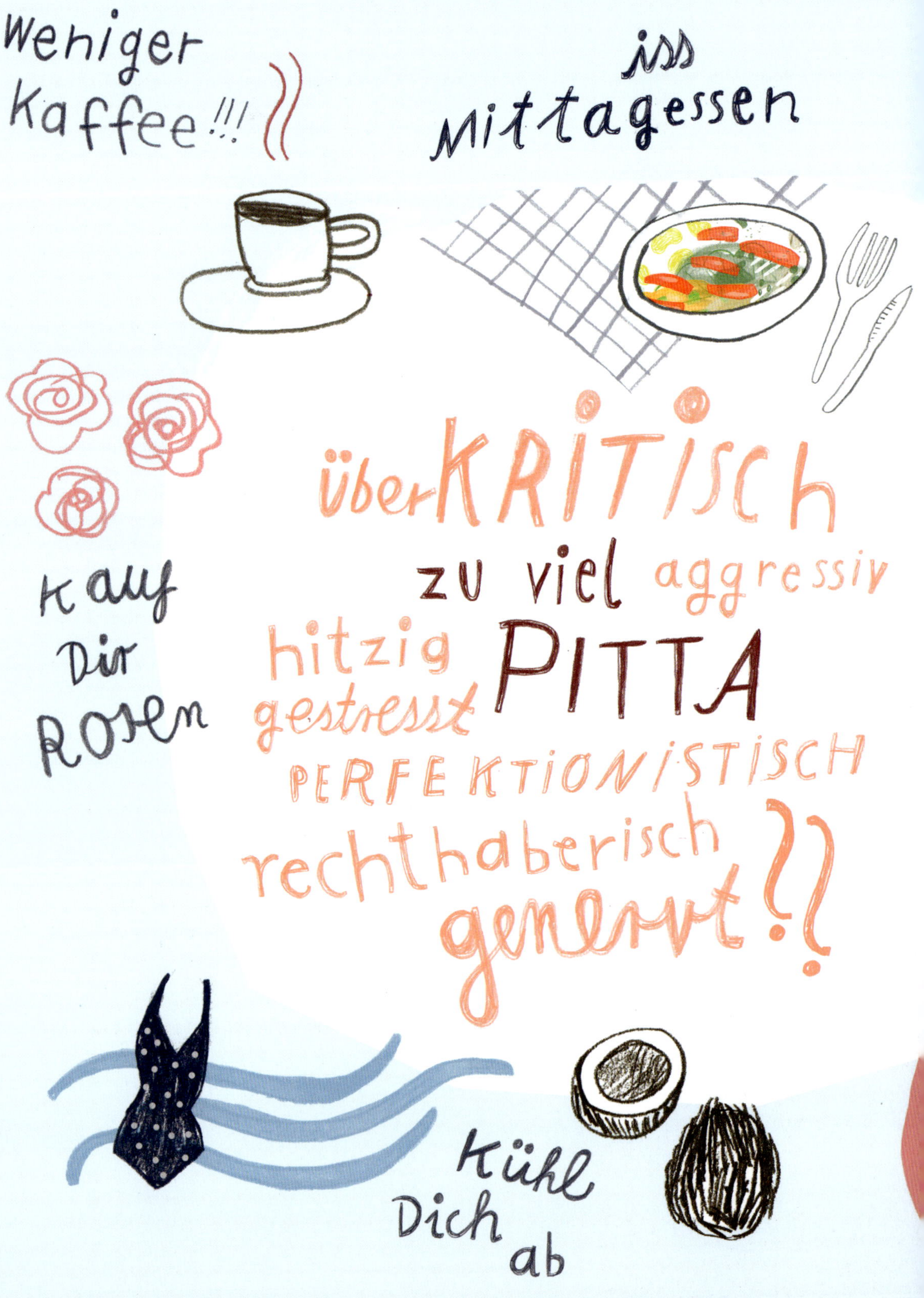
weniger Kaffee!!!
iss Mittagessen
kauf Dir Rosen
überKRITISCH
zu viel
aggressiv
hitzig
PITTA
gestresst
PERFEKTIONISTISCH
rechthaberisch
genervt??
kühl Dich ab

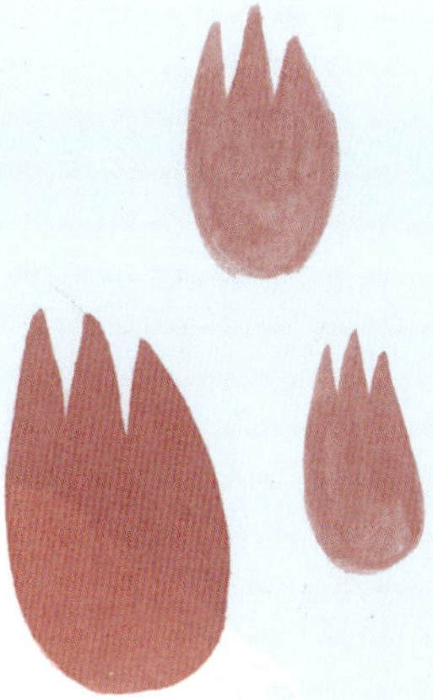

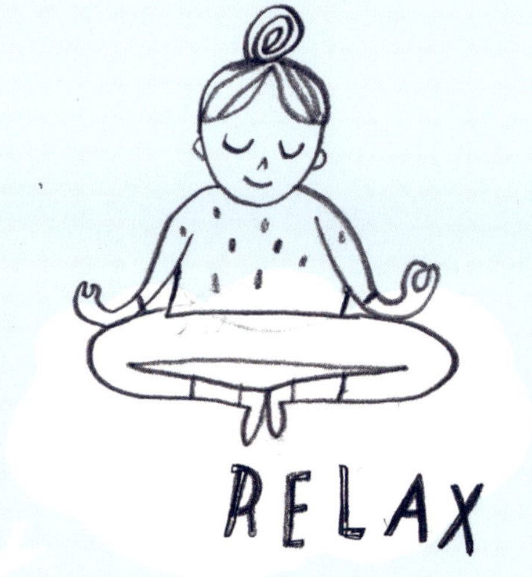

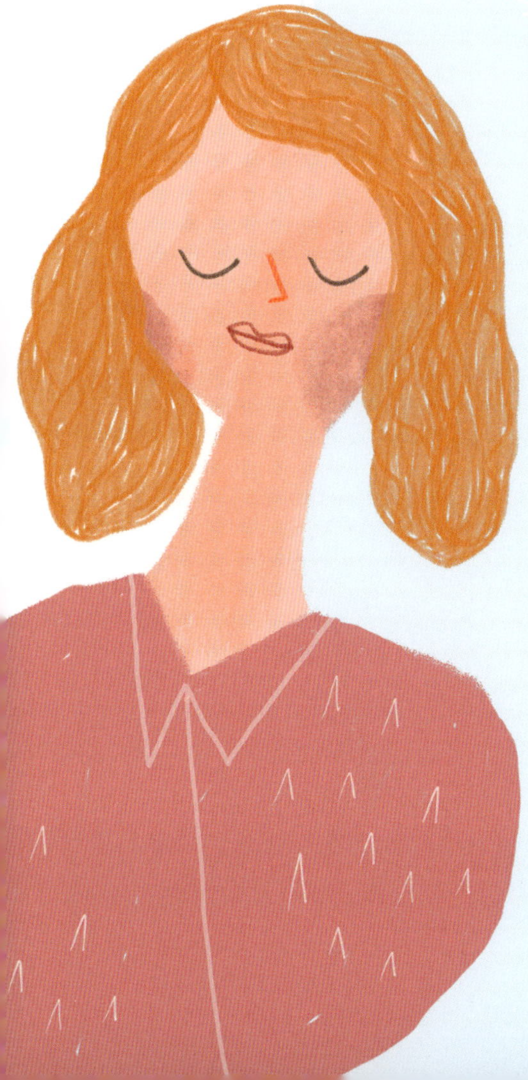

Pias Empfehlung bei hohem Pitta

Pia liebt alles aus der Kokosnuss, denn alle Kokosprodukte kühlen. Sie kocht dann besonders gerne mit Kokosmilch und eine Abhyanga-Ölmassage mit Kokosöl hilft ihr immer sehr. Besonders im Sommer meidet sie die Sonne und scharfe Gewürze. Sie weiß, dass beide ihr Pitta noch mehr in die Höhe schießen lassen.

Scharf, herb, bitter – diese drei Geschmacksrichtungen bringen Kapha wieder ins Gleichgewicht.

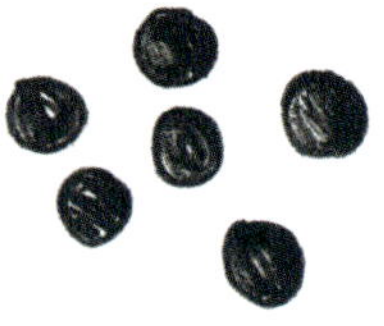

LEBENSMITTEL FÜR KAPHA

Die ayurvedische Gesundheitslehre geht davon aus, dass du von Geburt an perfekt bist. Die Doshas sind so verteilt, wie sie eben sind und, wenn Kapha dein stärkstes Dosha ist, dann bist du ein liebevoller, familiärer Mensch.

Nur wenn Kapha aus dem Gleichgewicht gerät, dann ist Kapha erhöht und sollte wieder reduziert werden. Kapha-Menschen haben von Haus aus einen trägen, langsamen Stoffwechsel. Deshalb brauchen sie besonders leicht verdauliche Speisen. Rohkost und Salate sind nicht leicht verdaulich! Aber alles, was gekocht ist und nicht belastend wirkt, kann von Kapha-Typen gut verdaut werden.

Kapha-reduzierende Lebensmittel

HÜLSENFRÜCHTE

Besonders Mung-Bohnen und rote Linsen. Alle Hülsenfrüchte außer Sojaprodukte und schwarze Bohnen.

GETREIDE UND PSEUDOGETREIDE

Buchweizen, Dinkel, Gerste, Hirse, Mais, Reis (weißer oder Basmatireis in kleinen Mengen), Roggen.

NÜSSE UND SAMEN

Kürbiskerne, Sonnenblumenkerne (in kleinen Mengen).

GEMÜSE

Artischocken, Auberginen, Blattsalate, Blumenkohl, grüne Bohnen, Brokkoli, Chicorée, Erbsen, Fenchel, Karotten, Kartoffeln, Keimlinge, Knoblauch, Kohl, Mangold, Okra, Paprika, Petersilie, Pilze, Radieschen, Rettich, Rosenkohl, Rote Bete, Sellerie, Spargel, Spinat, Sprossen, Stangensellerie, Wirsing, Zwiebeln.

OBST

Äpfel, Aprikosen, Beerenobst, Birnen, Dörr- und Trockenobst, Granatapfel, Kirschen, Mangos, Pfirsiche, Preiselbeeren, Rosinen.

MILCHPRODUKTE

Ghee, Frischkäse (sehr wenig), Kuhmilch nur mit Wasser verdünnt, Ziegenmilch. Vegane Milch: Soja-, Lupinen- und Reismilch.

FLEISCH, FISCH UND EIER

Huhn und Pute (jeweils nur die dunklen Fleischteile), Eier (Rührei, keine gebratenen Eier), Garnelen, Wild.

ÖLE UND FETTE

Ghee, Mandelöl, Maisöl, Olivenöl, Sesamöl, Sonnenblumenöl. Alle nur in kleinen Mengen.

GEWÜRZE

Chili, Ingwer, Kardamom, Koriander, Kurkuma, Meerrettich, Nelken, schwarzer Pfeffer, Senfsamen, Zimt. Alle scharfen und wärmenden Gewürze, Steinsalz (wenig).

SÜSSES

Honig.

→ Karlas Tipp:
Morgens nur ein Zitronen-Honig-Wasser (siehe Seite 81), mittags und abends Warmes, aber leicht Verdauliches.

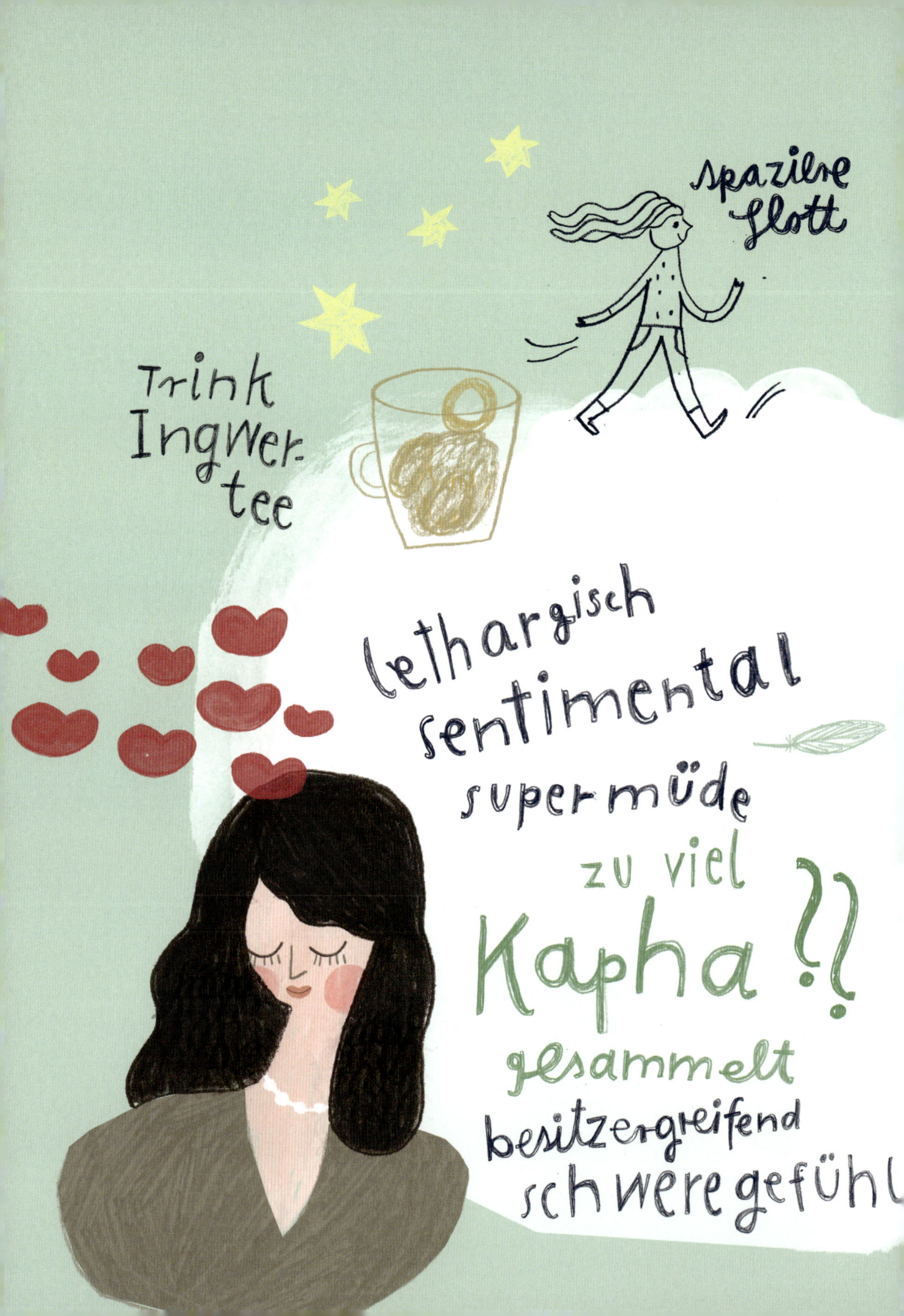
spaziere
flott
Trink
Ingwer-
tee
lethargisch
sentimental
supermüde
zu viel
Kapha ?!
gesammelt
besitzergreifend
schweregefühl

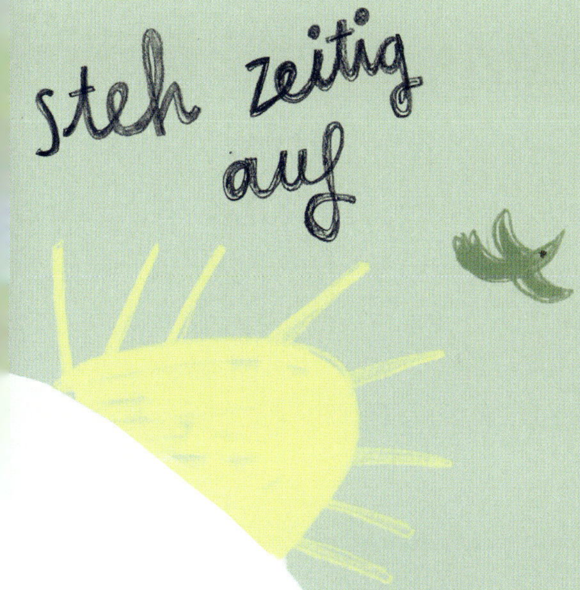

Karlas Empfehlung bei hohem Kapha

Immer wenn sich Karla total schlapp und energielos fühlt, lässt sie eine Zeitlang Brot, Gebäck und alles Ölige weg. Scharf gewürzte Suppen, grüne und bittere Gemüsesorten wie Spinat, Mangold oder grüne Bohnen bringen sie wieder auf Trab.

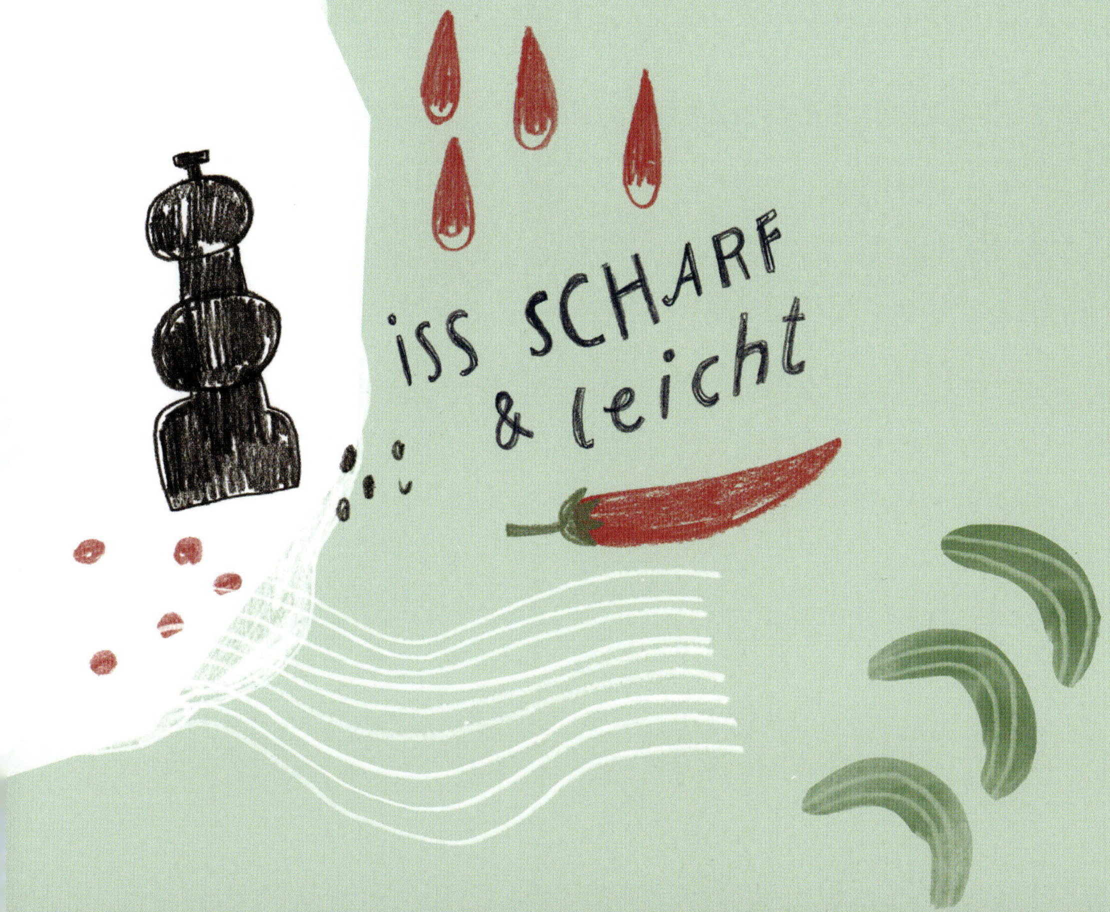

Lebensmittel-Tipps für Bidosha-Typen

Bei den meisten Menschen sind zwei Doshas stärker ausgeprägt und das dritte Dosha etwas schwächer, das sind die Bidosha-Typen. Welche Lebensmittel sind nun für einen Vata-Pitta-Typ, einen Pitta-Kapha-Typ und einen Vata-Kapha-Typ geeignet?

LEBENSMITTEL FÜR VATA UND PITTA

Ein Vata-Pitta-Typ ist kraftvoll und sportlich, seine Energie scheint unerschöpflich. Gerät aber Pitta aus dem Gleichgewicht, wenn es also zu hoch wird, dann neigt dieser Typ zu Pedanterie und Besserwisserei. Auch Hautausschläge und Entzündungen zeigen an, dass Pitta aus dem Gleichgewicht ist. Dann sind Pitta beruhigende Lebensmittel besonders wichtig. Wird dieser gleiche Vata-Pitta-Typ aber von Sorgen und Ängsten weggespült oder er hat starke Stimmungsschwankungen, dann ist Vata aus dem Gleichgewicht geraten und die Vata beruhigenden Lebensmittel sind nun sein Favorit.

LEBENSMITTEL FÜR PITTA UND KAPHA

Pitta-Kapha-Menschen können lange Zeit ihre eigentliche Natur missachten, bevor sich Symptome zeigen. Und auch dann noch ist der Pitta-Kapha-Mensch davon überzeugt, dass nichts seiner Gesundheit etwas anhaben kann. Ist Pitta bei diesem Konstitutionstyp zu hoch, ist er schnell ungeduldig, streitet schnell und unnötig – jetzt sind die kühlenden Lebensmittel für Pitta gefragt. Neigt ein Pitta-Kapha-Mensch zu Erkältungen und ist lustlos, dann kommen die Kapha reduzierenden Lebensmittel auf den Tisch.

LEBENSMITTEL FÜR VATA UND KAPHA

Vata-Kapha-Konstitutionen können vor allem durch Kälte aus dem Gleichgewicht kommen. Beide Doshas sind kalt und brauchen viel Wärme. Wenn du ein Vata-Kapha-Mensch bist, dann erkennst du ein erhöhtes Vata daran, dass die Unruhe im Außen dich schnell nervös macht. Dann sorge mit Wärme, innen und außen, für Geborgenheit. Wenn dein Kapha-Anteil aus dem Gleichgewicht ist, dann leidest du sicher oft an Erkältung, bist lustlos und ständig müde. Jetzt sind die Kapha ausgleichenden Lebensmittel die Rettung für dich.

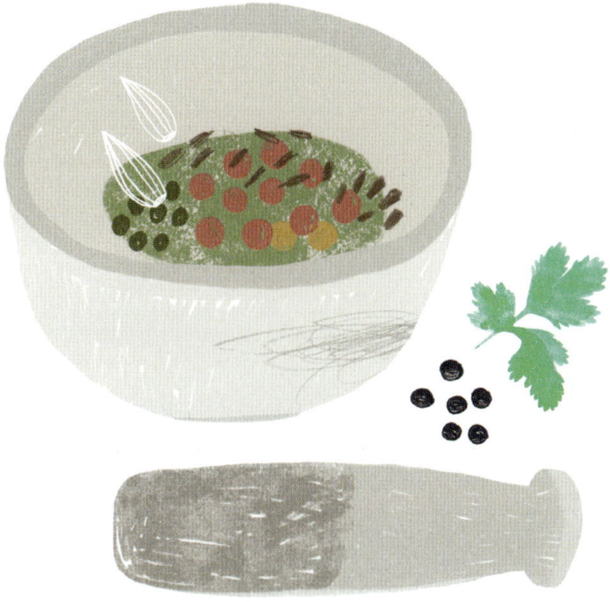

Jetzt ist deine Intuition gefragt!

Je nachdem, welches Dosha aus dem Ruder gelaufen ist, entscheidest du dich für die Ernährungsempfehlungen des Ayurveda. Es ist eine Gesundheitslehre, die uns immer in die Verantwortung nimmt. Je länger du dich mit Ayurveda beschäftigst, umso mehr wird deine Intuition gefördert und du kommst in den Ayurveda-Flow. Die wichtigste Regel im Ayurveda lautet: Es gibt kein Dogma, keine Verbote! Gehe locker mit allen Empfehlungen um und mache nur das, was dir Freude macht.

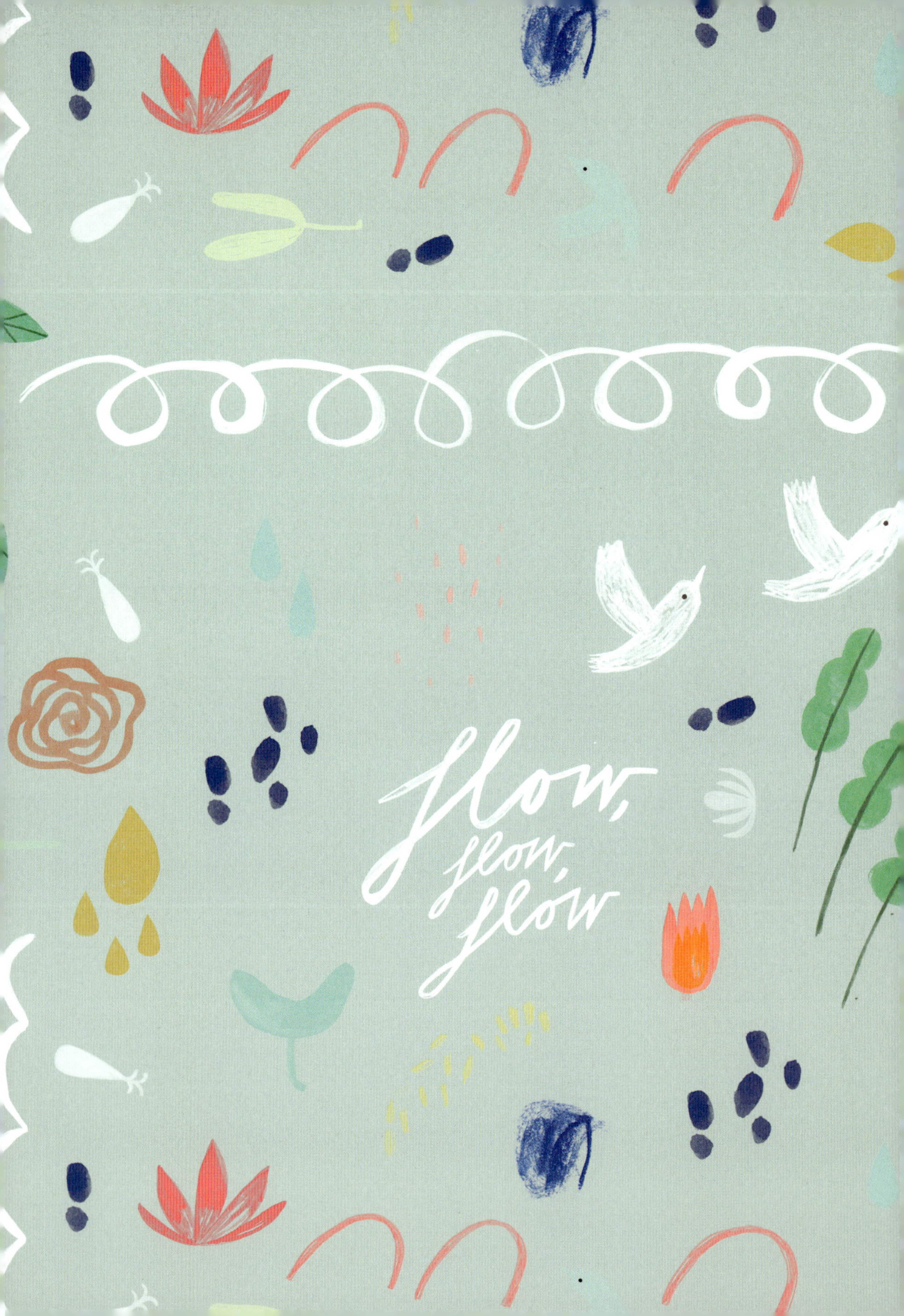
flow,
flow,
flow

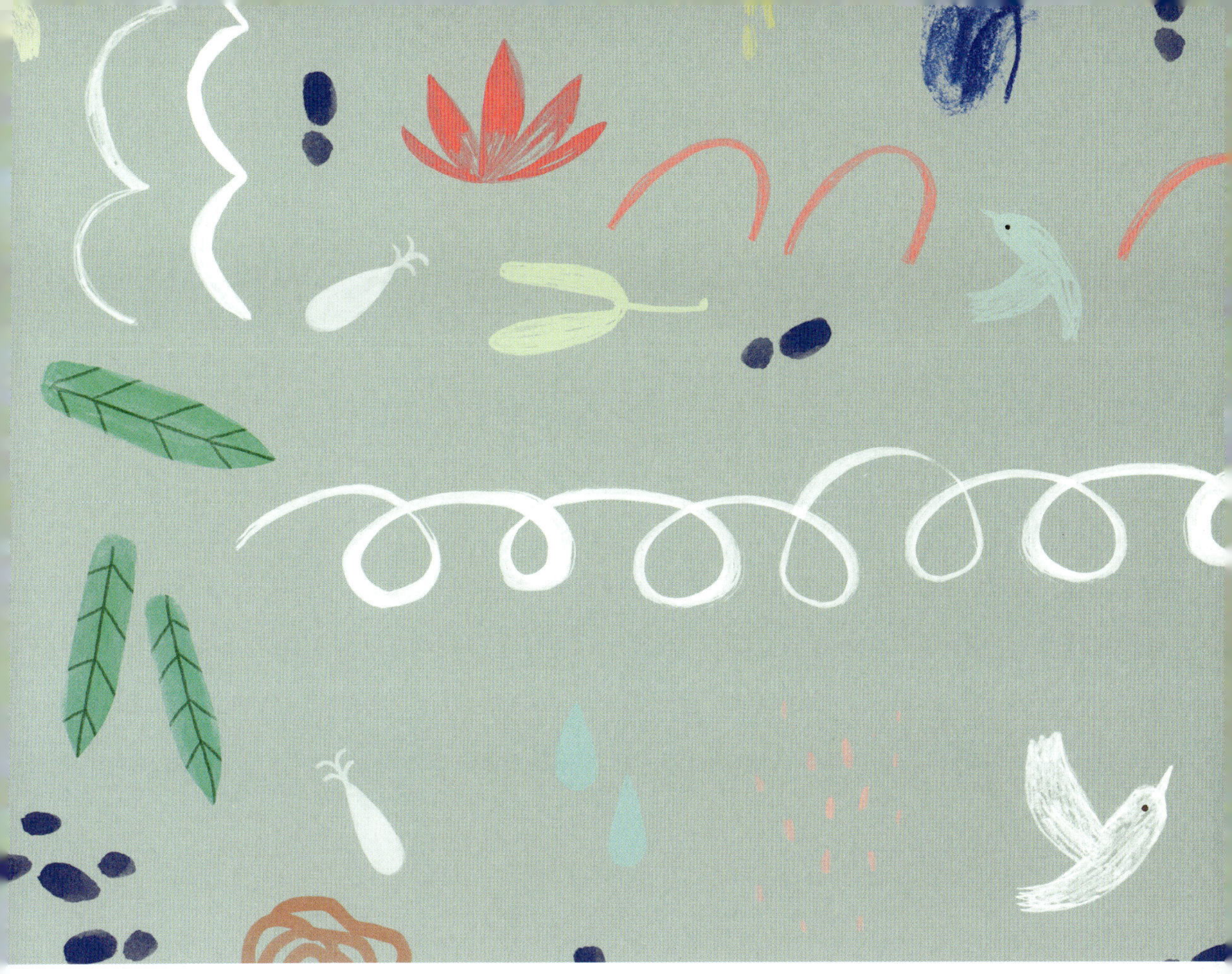

SORGE GUT FÜR DICH VON MORGENS BIS ABENDS

Suche dir aus den folgenden Tipps das aus, was du spontan am liebsten umsetzen möchtest. Mache dir keinen Stress, dass du dein Leben nun von Grund auf verändern solltest. Bloß nicht! Ayurveda ist ein Gesundheitssystem, das in kleinen Schritten funktioniert. Lies hier, welche ayurvedischen Tipps bei dir viel bewirken können.

KOMM IN DEN FLOW

Wer viel Zeit hat, kann sich den ganzen Vormittag ausgiebig mit Ayurveda und seinen Empfehlungen beschäftigen. Vor 6 Uhr aufstehen, Zähneputzen und Ölziehen, Yogaübungen, Zitronen-Honig-Wasser, Spaziergang, Abhyanga, duschen und dann ein ayurvedisches Frühstück zubereiten. Dann ist es aber mindestens schon 10 Uhr. Wer aber, wie Vicky, Pia und Karla, berufstätig ist, viel um die Ohren und auch noch Kinder hat, braucht ein kürzeres Ayurveda-Programm am Morgen. Hier die besten Ayurveda-Tipps für einen energievollen Start in den Tag.

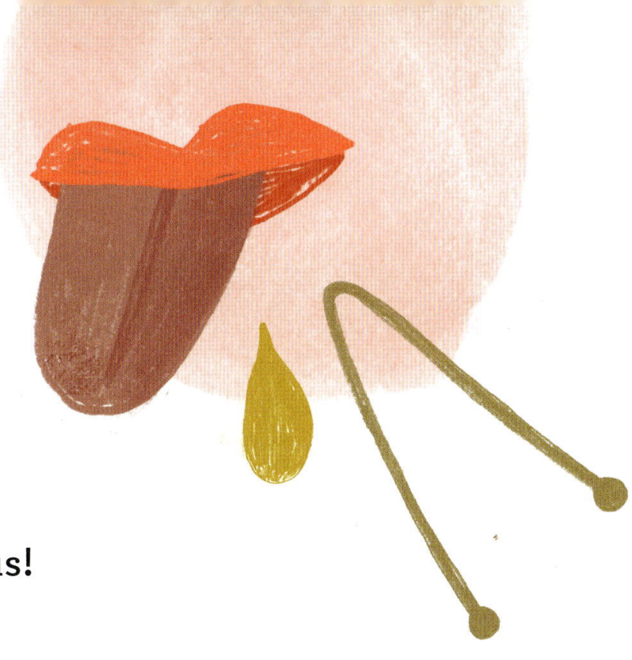

Streck die Zunge raus! Gandusha und Zungenreinigung

„Sag mal, Karla, kennst du einen Ölkaugummi?“ Pia war bei ihrer Zahnärztin und erfuhr, dass sie eine leichte Parodontose habe, und las im Internet, dass Ölkauen dagegen helfen könne. „Ah, du meinst sicher das ayurvedische Ölziehen, Gandusha!“ Karla kennt das schon lange und praktiziert es jeden Morgen. Es dauert nur wenige Minuten und hat eine unglaublich starke Wirkung auf die Gesundheit. Aber davor reinigt sie noch ihre Zunge.

DIE RICHTIGE REIHENFOLGE

→ Zähneputzen
→ Zungenreinigung
→ Gandusha

NACHTS ENTGIFTET DER KÖRPER

Nachts ist der Körper mit Entgiften und Reinigen beschäftigt. Zum Teil passiert das auch über die Zunge, deshalb ist es gut, sich morgens diese Abfallstoffe von der Zunge zu schaben. Ein ayurvedischer Zungenschaber ist aus Metall – Gold, Silber, Kupfer oder Edelstahl, aber ganz sicher nicht aus Kunststoff!

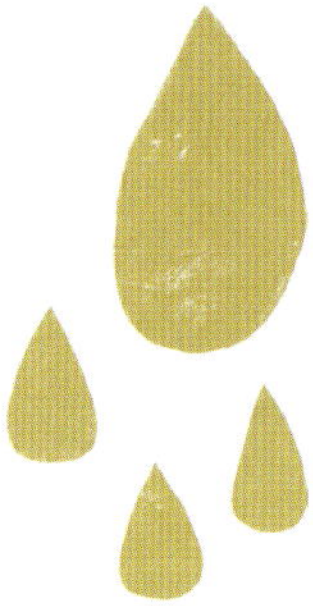

UND WEG DAMIT!

Nach dem Zähneputzen mehrmals von hinten nach vorne über die Zunge ziehen und das Abgeschabte mit Wasser vom Zungenschaber abspülen. Danach mit Wasser gurgeln und den Mund ausspülen. Wenn du das erste Mal siehst, was sich da über Nacht auf der Zunge angesammelt hat, dann wirst du nie, nie mehr darauf verzichten wollen.

SCHLUSS MIT MUNDGERUCH

Das Reinigen der Zunge macht Schluss mit Mundgeruch, fördert die Geschmackswahrnehmung und tonisiert die Zunge. Die Zungenreinigung ist ein wichtiger Beitrag zum Schutz vor Karies und Parodontose. Durch das Reinigen der Zunge reduzierst du die Anzahl der Bakterien in der Mundhöhle und du hast ein wunderbar sauberes und frisches Gefühl im Mund. Richtig lecker fühlt sich das an.

GANDUSHA

„Sesam öffne dich!" Mit Sesamöl erzielst du das beste Ergebnis beim Ölziehen. Sesamöl ist besonders dünnflüssig und dringt leicht und mühelos in die Schleimhaut der Mundhöhle ein. Deshalb löst es Bakterien, Viren, Pilze und freie Radikale heraus und du kannst alles beim Ausspucken loswerden. Nimm bitte nur bestes Bio-Sesamöl, damit du beim Ölziehen keine ungewollten Substanzen aufnimmst.

Wenn die Zunge gereinigt ist, kommt nun die gesamte Mundhöhle dran. Karla nimmt dazu einen Esslöffel gereiftes Sesamöl in den Mund und dann geht die Gesichtsgymnastik ab. Das Öl wird im Mund hin- und hergezogen, gesaugt und gedrückt, bis es überall hingekommen ist. Ungefähr 3 Minuten lang. Dann noch kurz damit gurgeln und raus damit! Das Sesamöl ist jetzt weiß und schaumig.

Karla spuckt es dann in ein Haushaltspapier und entsorgt es im Hausmüll. Oder sie spuckt es in einen kleinen Pappbecher. Pia, die sich ja immer an optimierten Abläufen erfreuen kann, macht immer während des Duschens Gandusha.

Wenn dann viel heißes Wasser zusammen mit dem ausgespülten Haarshampoo in den Abfluss läuft, spuckt sie das Sesamöl aus. So verhindert sie, dass der Abfluss verstopft.

DAS ÖL SCHÜTZT DICH

In der ayurvedischen Gesundheitslehre wird davon ausgegangen, dass Menschen, die morgens Gandusha durchführen, am Abend deutlich weniger Bakterien, Viren und Pilze im Mund haben als ohne Gandusha. Denn in dem Öl können sich die kleinen Übeltäter nicht vermehren. Gandusha ist also der beste Schutz vor Karies und Parodontose. Außerdem kräftigt es das Zahnfleisch und schützt vor Schleimhautentzündungen und Hautpilzerkrankungen in der Mundhöhle. Es stärkt die Stimme und erhöht die Geschmackswahrnehmung.

Nimm nur gereiftes Sesamöl: Zum Ölziehen kommt nur hochwertiges Sesamöl, das vorher gereift wurde, in Frage.

SO STELLST DU GEREIFTES ÖL SELBST HER

Das Öl in einen Topf gießen und einmal kurz auf 108 °C erhitzen, das macht es dünnflüssiger und es zieht leichter in die Haut ein. Durch die Erwärmung entstehen mehr antioxidative Substanzen, die die freien Radikale einfangen können. Gereiftes Sesamöl kann man bereits fertig kaufen (Online-Shops). Wenn du das Öl selbst erhitzt, dann nimmst du am besten ein Bratenthermometer, um die Temperatur zu kontrollieren. Wenn du das nicht besitzt, dann tropfe, solange das Öl noch kalt ist, zwei, drei Wassertropfen auf die Oberfläche. Wenn sie mit einem feinen Knall zerplatzen, ist das Öl heiß genug und du lässt es abkühlen. Du kannst gleich einen halben Liter Öl als Vorrat reifen und bewahrst es einfach bei Zimmertemperatur auf.

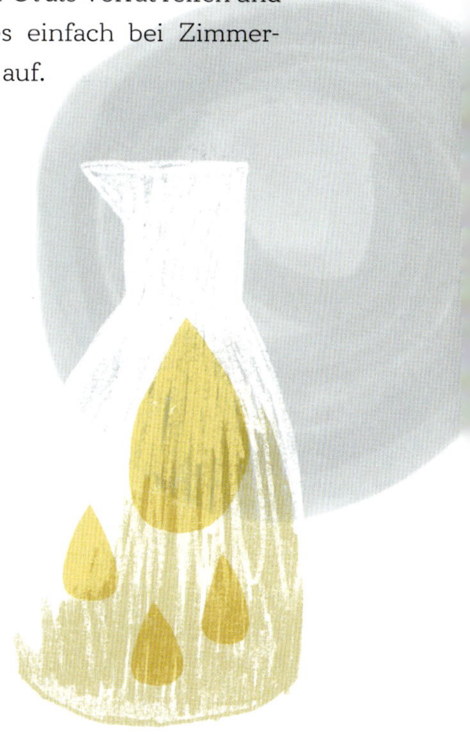

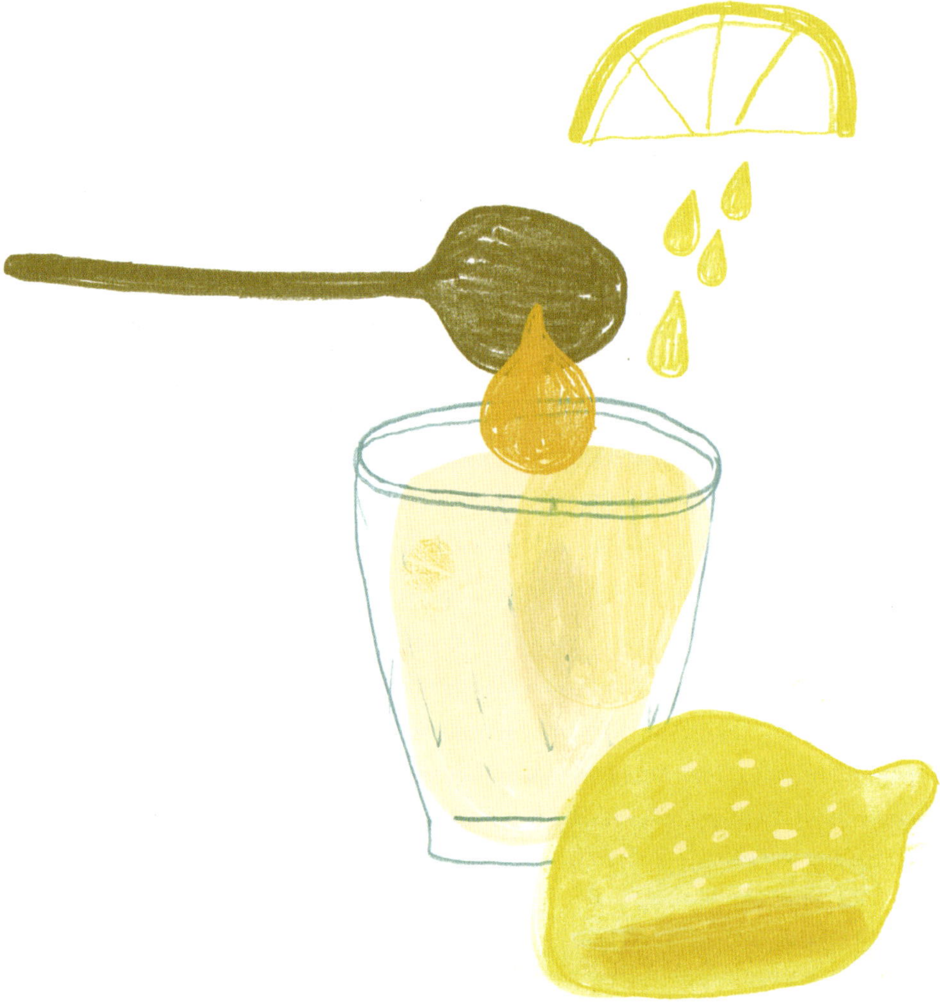

Im Ayurveda wird schon seit
Tausenden von Jahren empfohlen,
den Tag mit einem Zitronen-Honig-
Wasser zu beginnen.

Kraftvoller Start in den Tag mit Zitronen-Honig-Wasser

„Sauer macht lustig", sagt Karla immer und lacht kraftvoll. Wie recht sie hat! Im Ayurveda wird schon seit Tausenden von Jahren empfohlen, den Tag mit einem Zitronen-Honig-Wasser zu beginnen.

Es erfrischt, beseitigt alles Unverdaute und Überflüssige, was sich über Nacht angesammelt hat, und bringt deinen Stoffwechsel auf Trab. Das Vitamin C jagt dann auch noch die freien Radikale davon – also ein erstklassiger Tipp, um dauerhaft gegen Erkältungskrankheiten geschützt zu sein. Vicky, Pia und Karla trinken es jeden Morgen, seither fühlen sie sich viel gesünder und vitaler.

ZITRONEN-HONIG-WASSER – SO GEHT'S

Pia mit ihrem vielen Pitta optimiert gerne ihre Tagesabläufe, und so hat sie sich in der letzten Zeit einen perfekt ausgeklügelten Morgenplan gemacht. Bevor sie morgens ins Bad geht, füllt sie in der Küche ihren Wasserkocher und stellt ihn auf 40 °C. Das Wasser darf nicht wärmer sein, denn sonst verlieren die gesunden Substanzen im Honig, wie Enzyme, ihre Wirkung. Dazu kommt, dass Honig möglicherweise toxisch werden kann, wenn er wärmer als 40 °C wird. Daran wird momentan noch geforscht. Deshalb empfiehlt Ayurveda auch, niemals mit Honig zu kochen oder zu backen.

Nach ihrer Morgentoilette bereitet sich Pia dann ihr Zitronen-Honig-Wasser zu. Einen halben Liter 40 °C warmes Wasser, einen Teelöffel Bio-Honig und den Saft einer halben, kleinen Zitrone verrühren. Vicky, deren Wasserkocher keine Temperatureinstellung hat, prüft die Wassertemperatur mit ihrem Finger. Wenn es laukalt ist, dann hat es die richtige Temperatur.

Nach dem Zähneputzen, der Zungenreinigung und dem Gandusha trinken die drei Freundinnen dann auf nüchternen Magen ihr Zitronen-Honig-Wasser.

SO EINFACH UND DOCH SO WIRKUNGSVOLL

Die Kombination von Zitronensäure und Honig kann Wunder wirken! Die Säure reduziert Vata, die Süße des Honigs beruhigt Kapha, beides zusammen also ein toller Morgenkick, denn das motivierende Pitta wird angeregt. Aber das ist noch längst nicht alles! Die Zitrone wirkt entgiftend, der Honig verstärkt diese Wirkung noch.

ZITRONEN-HONIG-WASSER

→ wirkt antibakteriell und beugt Infekten vor

→ reguliert die Darmflora

→ fängt freie Radikale ein

→ stärkt das Immunsystem

→ fördert die Verdauung

→ regt die Darmtätigkeit an

→ beugt Blähungen vor

→ verbessert das hormonelle Gleichgewicht

→ kurbelt den Energieverbrauch an

Zitronen-Honig-Wasser

DU BRAUCHST

1/2 l warmes Wasser (max. 40 Grad)
1 TL Bio-Honig
Saft einer halben, kleinen Zitrone

SO GEHT'S

Alle Zutaten miteinander verrühren.

Abhyanga – die ölige Wohltat

Eine Ölmassage ist eine der ältesten und natürlichsten Heilmethoden. Der ganze Körper wird von oben bis unten mit warmem Öl massiert. Das kannst du alleine für dich machen, aber du kannst dich auch gerne ölen lassen. Die Wirkung ist großartig: Es entspannt, beruhigt die Nerven und reinigt von innen her.

ABHYANGA – EINFACH ALLES WEGÖLEN

Mit einem Abhyanga entgiftest du und kannst gleichzeitig deinen Geist zur Ruhe kommen lassen. Was gibt es Schöneres? Alles, was du brauchst, ist das richtige Öl in der richtigen Temperatur (siehe folgende Tabelle). Dann sorge dafür, dass du alles hast, was du in der nächsten halben Stunde brauchst: kuschelige Wärme, Handtücher, Haushaltspapier und Ruhe.

Ideal ist ein gereiftes Öl. Dazu wird das Öl kurz auf etwas mehr als 100 °C erhitzt. Dadurch wird es feinflüssiger und kann leichter in die Zellen eindringen. Du kannst eine größere Menge Öl reifen und es dann nach und nach aufbrauchen. Vor der Ölmassage erwärmst du es entsprechend der Tabelle.

Gereiftes Sesamöl in Bio-Qualität gibt es in Online-Shops auch fertig zu kaufen.

Auf der Seite 86 findest du eine Tabelle, welche Ölsorte für dich geeignet ist. Wie immer im Ayurveda, wird auch hier zwischen Vata, Pitta und Kapha unterschieden.

VON OBEN NACH UNTEN

1. Beginne damit, die Kopfhaut zu massieren, aber nicht die Haare. Die werden zwar auch ölig, aber es geht um die Kopfhaut, die sich entspannen soll. Mit flachen Fingern oder der ganzen Hand die Kopfhaut massieren und dann auch die Ohren.

2. Die Ohren haben 108 Energiepunkte, die sich alle freuen, wenn sie sanft massiert werden. Da es so viele sind, erwischst du immer welche.

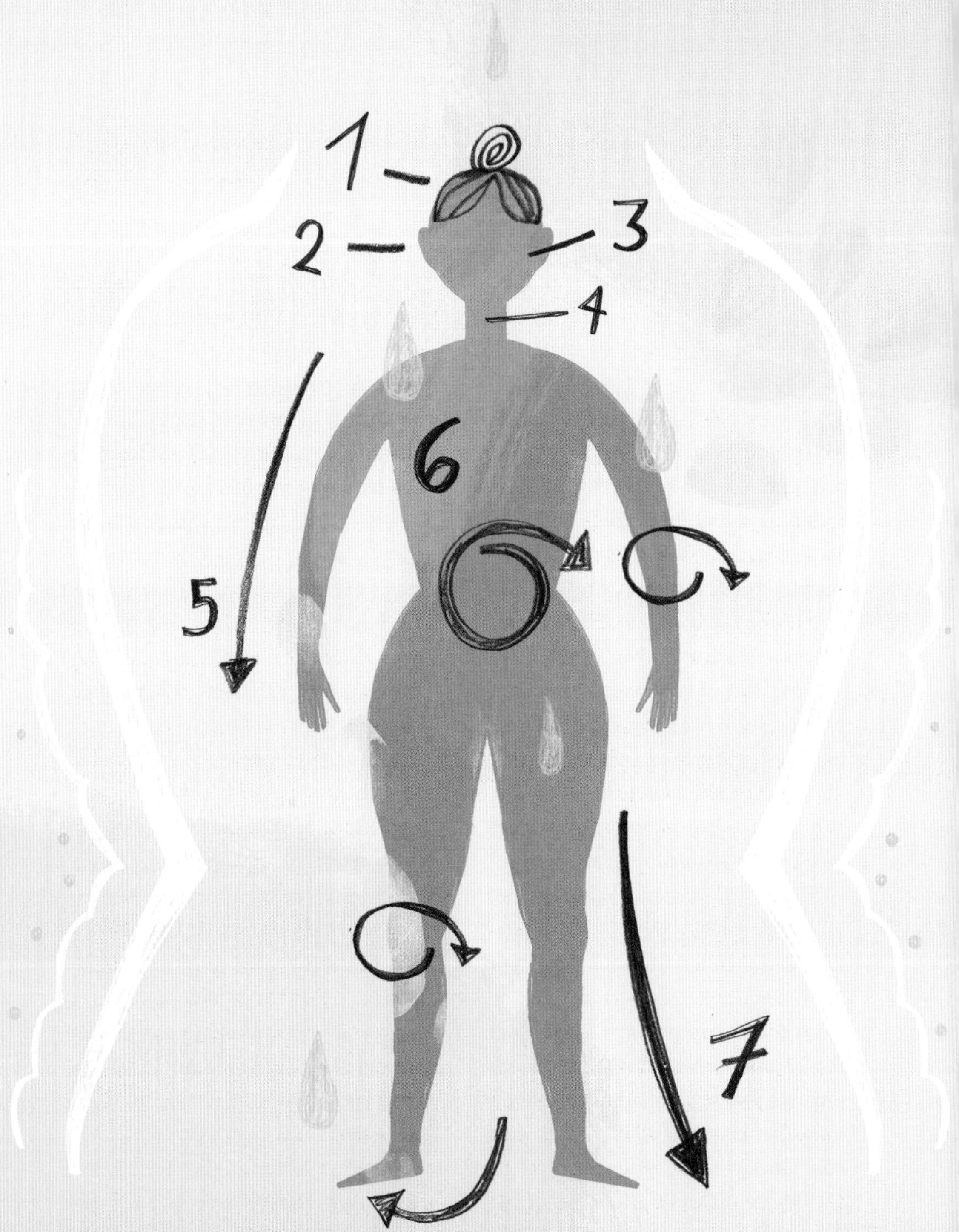

Die Gelenke werden umkreist, die langen Röhrenknochen werden in Streichbewegungen massiert.

3. + 4. Auch im Gesicht und am Hals wirst du spüren, wie wundervoll es sich anfühlt, mit Öl massiert zu werden.

FRAUEN LINKS, MÄNNER RECHTS

Im Ayurveda wird empfohlen, dass Frauen zunächst mit der rechten Hand den linken Arm und das linke Bein behandeln. Männer machen es umgekehrt, sie behandeln mit der linken Hand zuerst den rechten Arm und das rechte Bein.

5. Es kommen jetzt die langen Röhrenknochen an die Reihe, zunächst die Arme, die Beine sind später dran. Als Frau beginnst du mit der rechten Hand den linken Arm zu massieren. Männer massieren sich mit ihrer linken Hand zuerst den rechten Arm.

Streiche mit langen Bewegungen über die Arme auf und ab. Über die Gelenke kreist du mit sanften Umrundungen. Die Hände sind besonders dankbar für ein paar zusätzliche Behandlungen, jeder einzelne Finger freut sich über diese extra Aufmerksamkeit.

IM UHRZEIGERSINN

6. Die Brust kann mit kreisenden oder geraden Bewegungen massiert werden, ganz so, wie du es angenehm findest. Aber der Bauch sollte nur im Uhrzeigersinn massiert werden. Uhrzeigersinn ist hier gemeint, wenn du vor dir selbst stehen würdest und auf deinen Bauch guckst. Die Hand beginnt rechts unten, wandert nach rechts oben und kreist dann nach links oben. Es ist der Verlauf des Dickdarms, der mag nicht gerne gegen den Strich gebürstet werden.

Wenn du dich alleine massierst, dann behandle deinen Rücken so, wie du es angenehm schaffst. Jede Anstrengung sollte vermieden werden, denn hier geht es um Entspannung. Wenn du Unterstützung hast und dir jemand den Rücken ölen kann, dann geschieht dies in langen Streichbewegungen auf und ab. Besonders angenehm sind kleine kreisende Bewegungen um die Lendenwirbelsäule herum und große Kreisbewegungen um die Pobacken herum.

Ölsorten für dein Abhyanga, nimm immer Bio-Qualität

	VATA	PITTA	KAPHA
Ölsorte	Gereiftes Sesamöl, evtl. Mandelöl	Gereiftes Sesamöl, an heißen Tagen Kokosöl	Gereiftes Sesamöl
Öltemperatur	Sehr warm	Mäßig warm	Sehr warm
Raumtemperatur	Mollig warm	Angenehm warm	Warm
Ölmenge	Reichlich, die Hände sollten ohne Widerstand über die Haut gleiten	Mittlere Menge	Mäßig, beim Reiben sollte ein kleiner Widerstand spürbar sein
Streichbewegungen	Sehr ruhig, langsam, liebevoll, fließend, ohne Absetzen der Hände	Zügig in mittlerem Tempo, ohne Absetzen der Hände	Schnell, aber gleichmäßig, ohne Absetzen der Hände
Händedruck	Sanft, gering	Mittlerer Druck	Fest, kräftig, aber angenehm

BEINE UND FÜSSE

7. Jetzt sind die Beine an der Reihe. Du streichst sie mit beiden Händen in langen Bewegungen aus. Hüfte, Knie und Fußgelenke werden in dieser Reihenfolge wieder in kreisenden Bewegungen umrundet. Und auch hier nicht vergessen: Als Frau behandelst du zuerst das linke Bein, bist du ein Mann, dann kommt erst das rechte Bein dran. Deine Füße bekommen ganz besonders liebevolle Streicheleinheiten. Mit flachen Fingern verwöhnst du Fußsohlen und Fußrücken, aber auch die Zehen und Zehenzwischenräume.

DER IDEALE ZEITPUNKT

Das tägliche Ölen am Morgen vor der Dusche ist genau richtig! Pia läuft gerne morgens schon eine Runde, danach gönnt sie sich ein Abhyanga und anschließend duscht sie. Das schafft sie aber nur am Wochenende. Karla belebt das Abhyanga am Morgen, die schnellen Handbewegungen und das Massieren bringen ihren Kreislauf in Schwung.

Das Öl muss unter der Dusche nicht mit viel Seife wieder abgeschrubbt werden, im Gegenteil, es kann ein leichter Ölfilm zur Hautpflege zurückbleiben.

Wenn Vicky zu sehr in ihrem Kreativstrudel steckt und sie sich sehr hektisch und getrieben fühlt, tut ihr ein Abhyanga auch noch am Abend gut. Grundsätzlich ist aber der Morgen die bessere Zeit für die ayurvedische Ölmassage. Dann werden die gelösten Rückstände noch aktiv vom Körper abtransportiert. Am Abend wird der Zellstoffwechsel langsamer.

Nach dem Essen und während einer Krankheit solltest du kein Abhyanga durchführen. Der Körper braucht während dieser Zeit seine ganze Energie für Verdauung oder Gesundung.

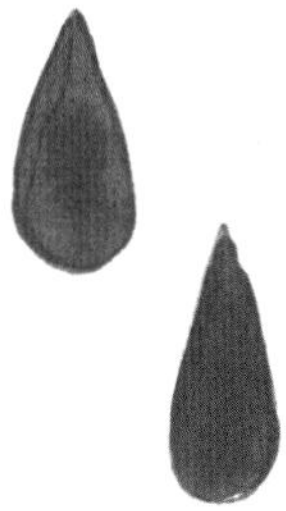

Heißes Wasser – deine Glücksquelle

Nichts ist so einfach und wirkungsvoll wie heißes Wasser trinken. Dabei wird Leitungswasser einfach nur zehn bis zwanzig Minuten gekocht – und fertig ist das ayurvedische Gesundheitsmittel Nummer eins.

HEISSES WASSER TRINKEN IST DIE BESTE MÜLLABFUHR

Ayurveda baut auf einem einfachen Prinzip auf: Das, was du in deinen Körper hineintust, wirkt sich auf deine Gesundheit aus. Und das, was aus deinem Körper wieder herauskommt, auch! Denn beileibe kommt nicht alles, was du isst und trinkst, vollständig verdaut und verstoffwechselt auch wieder heraus. Wenn das so wäre, wärest du niemals krank und wärest auch immer energiegeladen und glücklich.

Es gibt einen genialen Trick im Ayurveda, wie du wasserlösliche Stoffwechselrückstände (Ama) regelmäßig hinausbefördern kannst: Trinke möglichst oft heißes Wasser, das du ayurvedisch gekocht hast. Aber nicht nur Ama wird ausgespült, auch die wasserlöslichen Toxine, die du über die Nahrung und Umwelt aufnimmst, spült das ayurvedisch abgekochte heiße Wasser aus.

AYURVEDISCH GEKOCHTES WASSER

Du kannst das Wasser ganz einfach in einem Topf auf dem Herd 10 Minuten kochen. Ein Wasserkocher mit Simmerfunktion bei mindestens 90 °C ist eine gute Investition. Damit kannst du schneller und mit weniger Energieaufwand das Wasser abkochen, denn der Kocher hält die Temperatur von 90 °C ca. 20 Minuten von selbst und schaltet dann ab.

Es lohnt sich, morgens gleich eine größere Wassermenge vorzubereiten. Das Wasser sollte zehn bis zwanzig Minuten sanft köcheln, dann wird es in eine oder mehrere Warmhaltekannen umgefüllt. Diese begleiten dich dann durch den Tag.

WIRKUNG VON HEISSEM WASSER

Das Geheimnis von Schönheit und Gesundheit lautet: Jede halbe Stunde schluckweise eine kleine Tasse heißes Wasser trinken!

DAS ALLES KANN HEISSES WASSER

- → Ist die Grundlage für deine Gesundheit
- → Spült Toxine aus
- → Schwemmt Ama aus
- → Stärkt Agni, das Verdauungsfeuer
- → Stärkt deine Energie
- → Reinigt die Haut
- → Löst Lust auf Süßes oder unnötige Snacks auf
- → Besänftigt Vata-Störungen
- → Schärft den Geschmacksinn

WIE VIEL HEISSES WASSER UND WIE HEISS?

Die Wassermenge ist übrigens konstitutionsabhängig. Pia, die feurige Pitta-Natur, braucht viel Wasser, um ihr inneres Feuer zu besänftigen. Zwei Liter sind für sie ideal. Das heiße Wasser sollte für hitzige Pitta-Naturen eher lauwarm sein. Kapha-Typen wie Karla brauchen sehr viel weniger heißes Wasser, denn Kapha besteht ja schon zur Hälfte aus Wasser. Karla fühlt sich mit einem Liter Wasser am Tag gut versorgt. Und das trockene Vata verträgt eine mittlere Menge heißes Wasser. Vicky ist mit 1,5 Litern täglich ausgeglichen. Diese Mengen variieren natürlich mit den Jahreszeiten und auch mit den körperlichen und geistigen Herausforderungen. Wenn du dich eine Zeitlang mit Ayurveda beschäftigst, dann stärkst du automatisch damit deine innere Intelligenz. Das bedeutet, dass du intuitiv spürst, was du brauchst, und dass du alles richtig machst.

DER RESTAURANTTRICK

In jedem Restaurant werden die Getränke eiskalt, oft sogar noch mit Eiswürfeln, serviert. Aus ayurvedischer Sicht ist das keine gute Idee. Idealerweise wird zum Essen höchstens eine halbe Tasse heißes Wasser getrunken und jeweils eine Stunde davor und danach gar nichts. Wenn du gerne zum Essen etwas trinken möchtest, dann bestelle dir doch einfach heißes Wasser! Wahrscheinlich wirst du dann fragend angeguckt. Pia sagt dann einfach: „Bitte einen Tee ohne Teebeutel." Das klappt immer.

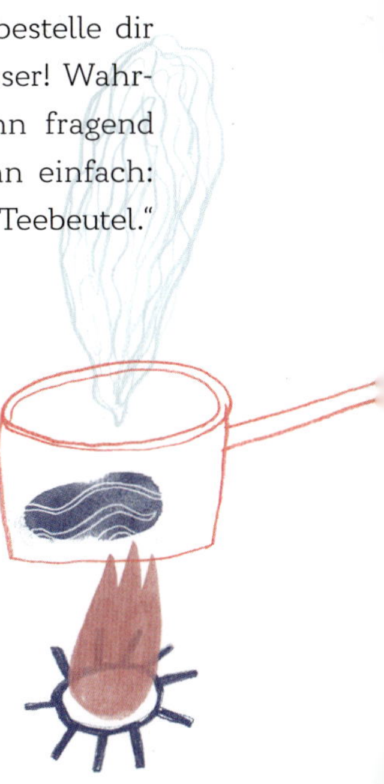

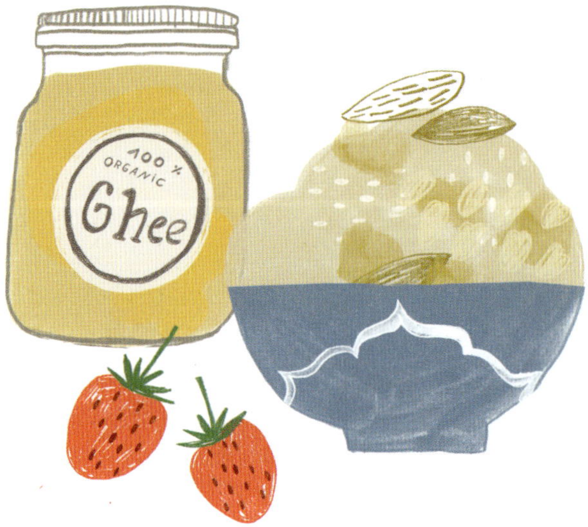

FRÜHSTÜCK FÜR VATA, PITTA UND KAPHA

Das Wunderbare an Ayurveda ist, dass du ganz viel über Ernährung erreichen kannst. Es ist möglich, deine Gesundheit mit den richtigen Mahlzeiten zur richtigen Zeit immer in Höchstform zu halten. Und das beginnt doch am besten schon mit dem Frühstück.

MORGENSTUND HAT GOLD IM MUND

In der ayurvedischen Tageseinteilung wird die Zeitspanne zwischen 6 Uhr und 10 Uhr von Kapha dominiert. Für die meisten Menschen, wie auch für Vicky, Pia und Karla, liegt die Frühstückszeit genau in der Kapha-Zeit. Stabilität und Langsamkeit sind typische Kapha-Eigenschaften, der Stoffwechsel ist noch nicht ganz auf Trab und das Verdauungsfeuer Agni noch nicht voll erwacht. Deshalb sollte das ayurvedische Frühstück leicht verdaulich sein. So startest du gut in den Tag.

Vicky braucht viel Zeit und Wärme zum Frühstück

Um ihr zappeliges Vata zu beruhigen, nimmt sich Vicky morgens immer extra viel Zeit. Aus Erfahrung weiß sie, wenn sie sich morgens schon beeilen muss, wird der restliche Tag unangenehm. Sie kann die verlorene Ruhe nicht wieder einfangen. Also steht sie lieber etwas früher auf und genießt die Morgenstunde. Ihr Lieblingsfrühstück ist ein warmer Haferbrei mit Trockenfrüchten und Sahne! Das beruhigt ihr nervöses Vata und schenkt ihr mehr Gelassenheit.

VICKYS LIEBLINGSREZEPT FÜR HAFERBREI

Vicky bereitet sich ihr Frühstück schon am Abend vor. Ein paar Datteln, Rosinen oder andere Trockenfrüchte weicht sie über Nacht in Wasser ein. Manchmal legt sie auch noch fünf bis sieben Mandeln oder andere Nüsse mit ins Einweichwasser.

Ca. 50 g Haferflocken und die eingeweichten Trockenfrüchte und Nüsse in ca. 400 ml Wasser 5 bis 10 Minuten sanft kochen. Danach ausquellen lassen. Während dieser Zeit macht sie übrigens ihre Morgentoilette.

Die Grammangaben können variieren, je nach Hunger und wie flüssig oder kompakt sie ihren Brei möchte.

Statt Wasser und Sahne ist für alle Vata-Typen auch pflanzliche Hafer-, Dinkel- oder Mandelmilch geeignet.

Oft kocht Vicky noch einen klein geschnittenen Apfel oder eine Banane mit. Sie achtet darauf, dass das Obst immer natursüß ist, also gut gereift. Besonders liebt sie die Mango im Haferbrei, da strahlt sie schon morgens übers ganze Gesicht. Zum Schluss gießt sie sich frische Sahne über den Haferbrei, gibt einen Teelöffel Ghee dazu und würzt mit Zimt und Kardamom. Dann nimmt sie sich viel Zeit und Ruhe für diesen morgendlichen Genuss.

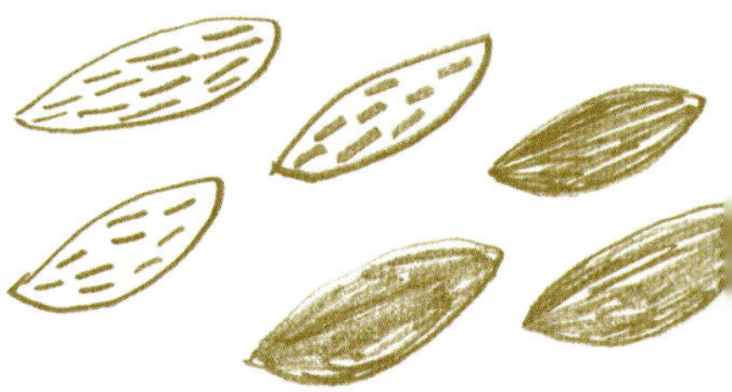

Pia wacht schon hungrig auf

Pias erster Gedanke am Morgen ist: „Hunger!“ Als Pitta-Typ hat sie eine starke Verdauung und kann schon morgens kräftig essen. Sie ist die Einzige von den dreien, die morgens auch Brot mit Butter und Marmelade, Nussmus oder Honig gut verdauen kann. Da auch bei Pitta-Typen morgens Agni, das Verdauungsfeuer, noch nicht voll entfaltet ist, bevorzugt Pia leicht verdauliches Brot, also lieber Sauerteigbrot statt Hefebrot oder warm getoastetes Brot.

Ohne Frühstück kann Pia nicht in den Tag starten und das passt auch zu ihrem Dosha-Typ. Pitta-Typen brauchen auf jeden Fall drei Mahlzeiten am Tag, möglichst regelmäßig und nahrhaft. Oft entscheidet Pia nach Gefühl, ob sie lieber Brot oder Haferbrei essen möchte. Sie hat eine gute Intuition entwickelt, und wenn bei ihr Vata etwas erhöht ist, was ja bei fast allen Menschen der Fall ist, dann entscheidet sie sich für den Haferbrei.

PIAS HAFERBREI MIT KOKOSMILCH

Ihr Grundrezept ist wie bei Vicky: 50 g Haferflocken und ca. 400 ml Wasser. Milch wird im Ayurveda nur empfohlen, wenn keine säuerlichen Früchte dabei sind. Und du solltest übrigens auch keinen Kaffee mit Milch trinken, dafür eignen sich pflanzliche Alternativen wie Dinkel-, Reis- oder Hafermilch viel besser.

Mit Wasser für den Haferbrei kannst du nichts falsch machen, und weil Pia ein hitziger Pitta-Typ ist, ersetzt sie gerne einen Teil des Wassers durch Kokosmilch. Das kühlt ihr feuriges Pitta und tut ihr gut. Ein Teelöffel Ghee, Kokosflocken oder Kokoschips und mitgekochtes, reifes Obst runden ihren Haferbrei ab.

Karla, der Frühstücksmuffel

Karla mochte schon als Kind nicht gerne frühstücken. Am liebsten hat sie nur einen Kräutertee getrunken und dann ab in die Schule. Kapha-Typen haben es oft schwer, morgens aus den Federn zu kommen, und die Zeit fürs Frühstück ist dann weg. Für Kapha-Menschen wie Karla ist es sogar richtig gut, wenn sie morgens nicht frühstücken! Kapha-Menschen haben einen trägen Stoffwechsel und eine langsame Verdauung. Wenn du als Kapha-Typ morgens keinen Hunger hast, dann ist alles in Ordnung. Aber das Zitronen-Honig-Wasser nicht vergessen!

KAPHA-TEE IST KARLAS MORGENKICK

Ohne Frühstück kann Karla zwar den Tag beginnen, aber ohne Kapha-Tee nicht! Die freche Schärfe des Tees tut ihr gut und weckt ihre Lebensgeister. Manche Bioläden führen Vata-, Pitta- und Kaphatee. Im Internet ist er auf jeden Fall zu finden. Achte bitte auf Bio-Qualität.

Wenn Karla doch Hunger verspürt oder sich für die Vormittagspause etwas mit in die Schule nehmen möchte, dann sind ihr Reiswaffeln und etwas Honig am liebsten.

Auch ein Glas frischer Saft (frisch gepresst oder ein dünnflüssiger Smoothie) sind für sie als Kapha-Typ perfekt für den Start in den Tag.

Am Wochenende, wenn sie erst gegen 9 Uhr frühstücken möchte, bereitet sie sich einen Brei aus Dinkelflocken, Gerstenflocken oder Hirse mit Wasser zu. Milch und Sahne kann ihr schwaches Verdauungssystem nicht verstoffwechseln. Aber ein feines Kompott zum Brei – das bekommt ihr als Kapha-Typ exzellent.

Pia hat ihr neulich einen Trick verraten, wie sie doch einen Haferbrei genießen kann: Sie röstet nun die Haferflocken vor dem Kochen ohne Fett in einer Pfanne, das reduziert das Kapha, das in den Haferflocken enthalten ist.

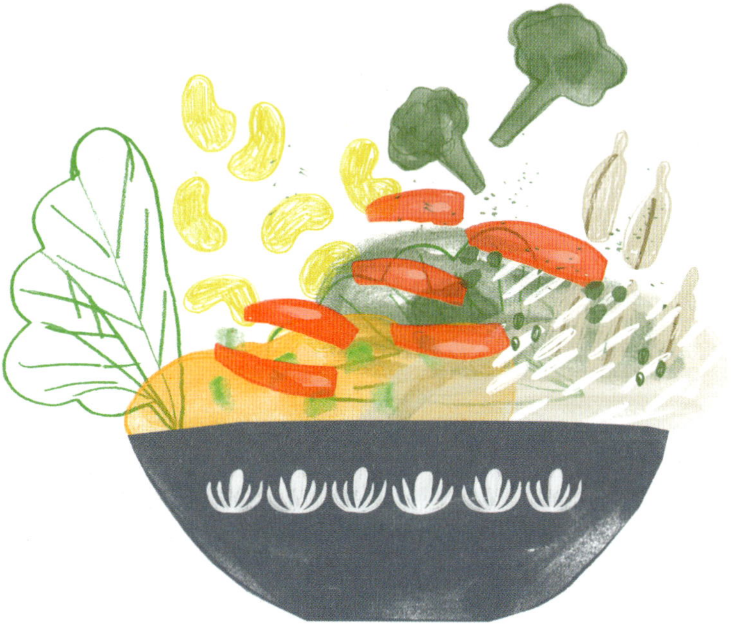

MITTAGESSEN DIE HAUPTMAHLZEIT

Ayurveda empfiehlt ganz klar: Mittags ist die beste Zeit für deine Hauptmahlzeit. Das hängt mit dem Verdauungsfeuer, dem Agni, zusammen.

Wir kennen in unserem Sprachgebrauch die Wörter Fettverbrennung, Fatburner oder Kalorienverbrenner. Ayurveda sagt dazu Verdauungsfeuer – Agni. Da Pitta, das Feuerelement, für die Verdauung zuständig ist, ist mittags, wenn die Sonne am höchsten steht, auch die Kraft des Verdauungsfeuers am stärksten.

GENIESSE DEINE MITTAGSMAHLZEIT

Dein Verdauungssystem arbeitet in der Pitta-Zeit zwischen 10 Uhr und 14 Uhr in Hochform! Jetzt entfaltet Agni, das Verdauungsfeuer, seine volle Kraft und freut sich auf ein nahrhaftes, wohlschmeckendes Drei-Gänge-Menü. Alle drei Dosha-Typen können jetzt mit Lust und Freude genießen. Da im Ayurveda empfohlen wird, das am schwersten verdauliche Gericht zuerst zu genießen, um das Verdauungsfeuer optimal zu nutzen, ist nicht selten das Dessert der Beginn einer ayurvedischen Mahlzeit. Das ist für uns Europäer ungewohnt. Probiere es einmal aus.

Vicky liebt es warm, saftig und nahrhaft

Süß, sauer und salzig sind die drei Geschmacksrichtungen, die Vata am besten ausgleichen. Vicky startet ihr Mittagessen gerne mit einer Suppe. Das Dessert am Anfang zu essen, liegt ihr nicht so. Da Vicky Vegetarierin ist, kommen in ihre Suppe stets ein paar rote Linsen, Mung-Bohnen und/oder in Ghee geröstete Nüsse hinein, um genügend Proteine zu haben.

Rohkost und Salat sind für das feine und unregelmäßig arbeitende Verdauungssystem von Vata-Menschen nicht zu empfehlen. Alles Rohe ist schwer verdaulich. Wenn Vicky Lust auf Salat hat, dann macht sie sich aus gedünstetem Gemüse wie grünen Bohnen, Erbsen, Karotten oder Spargel einen lauwarmen Salat. Kaltes Essen bekommt allen Vata-Menschen überhaupt nicht.

WARM UND FLÜSSIG SOLL ES SEIN

Ihr Hauptgericht muss mit viel Flüssigkeit, Soße oder einem Dip angereichert sein. Kalt und trocken ist das Wesen von Vata, deshalb gleicht flüssig und warm das Vata-Dosha besonders gut aus. Gemüse, eine leichtflüssige Sauce und zum Sattwerden Süßkartoffeln, Basmatireis, Nudeln und gerne auch ein Linsen-Dal dazu. Perfekt wird ihre Mittagsmahlzeit mit einem Chutney, süß-sauer gewürzt, das ihre sensible Verdauung besonders gut unterstützt.

Und jetzt ist Zeit für ihren geliebten Nachtisch! Cremig, süß und manchmal auch leicht sauer, so mag Vicky gerne die Hauptmahlzeit mittags beenden. Das tut ihr so richtig gut. Pudding, Kompott oder auch ein kleiner Pfannkuchen mit süßen Früchten machen sie und ihr Verdauungssystem glücklich.

→ Entdecke deine Lebensmittel auf Seite 61.

Pia kühlt ihr Pitta mit Kokosnuss

Da Pia, wie alle Pitta-Menschen, stets hungrig ist, freut sie sich schon auf ihr Mittagessen. Süß, herb und bitter sind die drei Geschmacksrichtungen, die Pitta besänftigen und kühlen. Und seit Pia Kokosmilch entdeckt hat, verwendet sie sie, sooft es passt. Zusammen mit frischem Koriander verzaubert Kokosmilch jedes Gemüsegericht in ein exotisches Festessen.

Wie alle Pitta-Menschen hat auch Pia ein starkes Verdauungsfeuer. Deshalb kann sie einen Salat mittags gut verstoffwechseln. Ayurveda empfiehlt ihr jedoch, diesen Salat nur mit Olivenöl und etwas Zitrone anzumachen. Üppige Salatsaucen auf Mayonnaisegrundlage sind nichts für ihr Pitta-Dosha. Auch Knoblauch und Zwiebeln feuern zu stark, das würde ihr Pitta noch mehr in die Höhe pushen. Frische Kräuter dagegen machen ihren Salat schmackhaft und wirken Pitta beruhigend.

HUNGRIG WIE EIN LÖWE

Um ihren starken Hunger zu stillen, besteht Pias Hauptgang aus reichlich Kohlehydraten, wie Basmatireis, Nudeln oder Kartoffeln. Das Gemüse brät sie in Ghee an. Um genügend Proteine aufzunehmen, kocht sie entweder ein Dal aus Mung-Bohnen dazu oder röstet Sonnenblumenkerne ohne Fett in der Pfanne und garniert damit ihr Mittagessen. Ein süßes Chutney rundet den Hauptgang perfekt ab.

Ohne Dessert kann Pia keine Mahlzeit beenden. Zu ihrem Pitta-Dosha passt ein süßer Schlusspunkt auch ganz hervorragend. Pudding, frischer Obstkuchen, Crème brûlée oder in Kokosmilch gedünstetes, süßes Obst runden die Mittagsmahlzeit für Pitta-Menschen ideal ab. Ihr starkes Verdauungsfeuer kann nun beherzt seine Arbeit aufnehmen.

→ Alle Lebensmittel, die für Pitta geeignet sind, findest du auf Seite 65.

Karla geht gerne scharf ran

Scharf, herb und bitter sind die drei Geschmacksrichtungen, die den trägen Stoffwechsel aller Kapha-Menschen ankurbeln. Deshalb sind bei Karla Ingwer, schwarzer Pfeffer und Chili ständig in Gebrauch. Von allen drei Dosha-Typen braucht Kapha am wenigsten Nahrung. Sie sollte möglichst fettarm und mit wenig Flüssigkeit zubereitet werden. Trotzdem möchte auch Karla angenehm satt werden und nicht hungrig vom Tisch aufstehen.

Leicht, trocken und erhitzend – diese drei Wörter hat sich Karla für immer gemerkt, denn so ist ihr Mittagessen für sie ideal. Ihr träges Verdauungssystem kommt damit bestens zurecht und sie fühlt sich nach dem Essen wohlig genährt und munter. Hirse, Maisgrieß, Buchweizen und auch einmal Basmatireis in nicht zu großen Mengen sorgen für ihre Sättigung. Grüne und herbe Gemüsesorten sind für ihr Kapha-Dosha besonders geeignet. Für die manchmal etwas trägen Kapha-Menschen kann Knoblauch eine anfeuernde Wirkung haben. Frischer Ingwer dagegen ist ein Muss bei Kapha-Konstitution.

LUSTVOLLES WÜRZEN

Ein scharfes Chutney rundet Karlas Mittagessen harmonisch ab. Es sorgt für die nötige Verdauungsschärfe, die Kapha-Menschen oft fehlt. Auch Mung-Bohnen und rote Linsen dürfen bei Karla nicht fehlen. Sie liefern ihr die nötigen Proteine und die Geschmacksvielfalt.

Da Karla, wie alle Kapha-Menschen, nicht allzu viel Süßes und Fettes essen sollte, sind die meisten Desserts für sie leider ungeeignet. Um ihr Bedürfnis nach einem süßen Abschluss oder süßen Auftakt der Mahlzeit zu stillen, ist sie kreativ geworden. In Traubensaft gedünstete Birne oder Apfel ist eine gute Möglichkeit, den Süßhunger zu stillen. Da Honig nicht über 40 °C erhitzt werden soll, beträufelt sie damit ihren Nachtisch erst auf dem Teller, wenn das Obst etwas abgekühlt ist. Richtig wohl und energiegeladen fühlt sich Karla, wenn sie nach dem Mittagessen einen Verdauungsspaziergang von zwanzig Minuten macht.

→ Die Lebensmittel für Kapha findest du auf Seite 69.

ABENDS – FRÜH UND LEICHT

Du hast es sicher schon oft gehört: Ein frühes und leichtes Abendessen entlastet dein Verdauungssystem, sorgt für mehr Energie am kommenden Tag und vermeidet Krankheiten. Im Ayurveda wird das schon seit mehr als 4000 Jahren empfohlen!

Vicky, Pia und Karla haben, seit sie sich mit Ayurveda beschäftigen, damit die allerbesten Erfahrungen gemacht. Vickys sensibles, zartes Nervenkostüm ist ruhiger und stabiler geworden. Pia kann seither viel besser schlafen und Karla kann ihr Gewicht leichter halten.

Wie alle Berufstätigen können auch Vicky, Pia und Karla nicht immer mittags die große Hauptmahlzeit einnehmen. Statt aber abends alle Entbehrungen nachzuholen, sorgen sie mittags gut für sich und kochen sich abends eine leckere, stärkende, nährende Mahlzeit. Eiweiß, egal ob tierisch oder pflanzlich, ist aus ayurvedischer Sicht abends nicht mehr gut zu verdauen. Noch vor 19 Uhr genießen sie dann ihr vegetarisches oder veganes Abendessen. Denn das haben alle drei erfahren: In den letzten Abendstunden vor dem Schlafengehen braucht der Körper seine ganze Kraft, um seine zellerneuernden und gewebeaufbauenden Funktionen zu aktivieren. Störe deinen Körper dabei lieber nicht mit Essen und Alkohol – du wirst dir selbst am nächsten Morgen dankbar sein.

ABENDBROT STÖRT IN DER NACHT

Wenn es abends schnell gehen muss, dann gibt es Abendbrot. Brot gilt im Ayurveda aber als schwer verdaulich und ist für Vata- und Kapha-Typen leider keine gute Option. Nur Pitta-Typen mit ihrem starken Agni können am ehesten getoastetes Weizen- oder Dinkelbrot essen. Und wenn schon, dann aber keine Wurst und Käse! Die vielen veganen Aufstriche, die es inzwischen gibt, oder eine bittere Orangenmarmelade sind köstlich und lassen sich abends gut verdauen.

Vata braucht ein warmes Abendessen

Für Vicky und ihr zartes, leicht nervöses Wesen sind mindestens drei warme Mahlzeiten optimal. So macht sie sich oft abends noch eine Suppe oder Nudeln mit in Ghee gedünstetem Gemüse. Ein kleines Fest ist es für sie immer, wenn sie abends noch einen Pfannkuchen oder eine Crêpe macht, am liebsten mit einer süßen Fruchtsoße dazu. Vor allem im Winter braucht sie auch abends noch ein warmes Essen, um sich rundum genährt und geborgen zu fühlen.

→ Vata-Lebensmittel auf Seite 61.

Pitta braucht Nachschub

Pia hat abends immer Hunger, auch wenn sie sich mittags ganz nach ihrem Geschmack und ihrem Dosha-Typ wohlig satt gegessen hat. Eine Gemüsesuppe mit Dinkelnudeln ist ihr Geheimtipp. Aber manchmal braucht sie noch einmal etwas zum Beißen, dann macht sie Ofengemüse mit Kartoffeln, Pitta-beruhigendem Gemüse und frischer Petersilie.

→ Pitta-Lebensmittel auf Seite 65.

Kapha mag's gerne scharf

Karla ist Grundschullehrerin, wenn sie nachmittags aus der Schule kommt, möchte sie sich am liebsten aufs Sofa legen. Seit sie sich mit Ayurveda beschäftigt, fängt sie dann aber lieber an, sich eine köstliche, leicht scharfe Suppe zu kochen. Je nach Hunger reichert sie sich die Suppe noch mit den Sattmachern Mung-Bohnen, Kartoffeln, Basmatireis oder Hirse an. Frischer Ingwer, Chili, Meerrettich und gelegentlich auch einmal etwas Knoblauch aktivieren ihre Energie und Lebensfreude.

→ Kapha-Lebensmittel auf Seite 69.

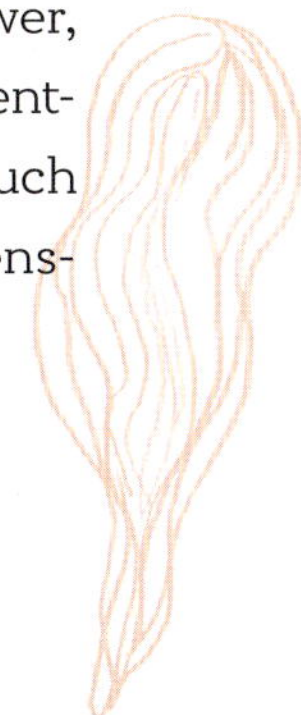

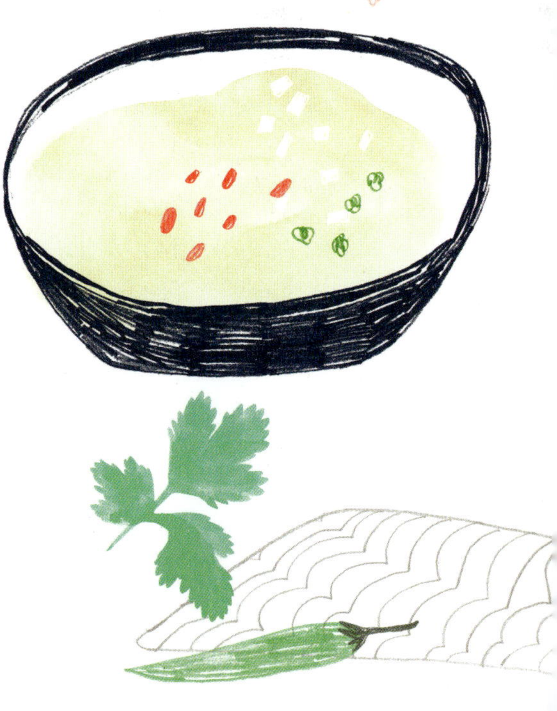

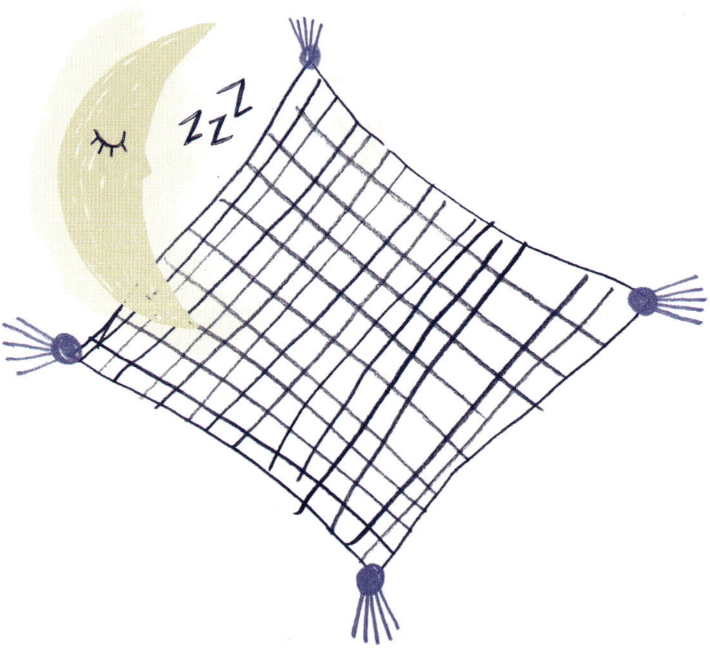

GUTER SCHLAF
9 AYURVEDISCHE TIPPS

Erholsamer Schlaf ist ein Geschenk! Warte nicht, dass dir jemand das Geschenk bringt, du kannst es dir selbst bereiten. Das ist das Einmalige am Ayurveda – du hast dein Lebensglück und deine Gesundheit selbst in der Hand. Mit den 9 ayurvedischen Tipps auf der übernächsten Seite wirst du schlafen wie ein Murmeltier.

SCHLÄFST DU GENUG, UM GESUND ZU BLEIBEN?

Es ist jetzt bestimmt keine Überraschung mehr für dich, dass die Schlafempfehlungen im Ayurveda drei unterschiedliche sind. Denn je nachdem, ob du eher ein Vata-, Pitta- oder Kapha-Typ bist, brauchst du ganz unterschiedlich viel Schlaf. Wahrscheinlich brauchst du viel mehr Schlaf, als du bisher gewohnt bist.

Der typische Vata-Schlaf

Vicky ist oft noch spät am Abend aktiv, ihr vieles Vata lässt sie nicht zur Ruhe kommen. Die Folge ist, dass sie oft viel zu spät im Bett liegt, und dann nimmt das Gedankenkarussell Fahrt auf. Auch friert und fröstelt sie leicht. Vicky kann am besten schlafen, wenn sie um 19 Uhr zu Abend isst und danach weder Fernseher noch Computer anmacht. Vata-Menschen brauchen viel Schlaf, um das lebendige Vata zu beruhigen. Ein Mittagsschlaf von maximal 30 Minuten und ein Nachtschlaf mit acht bis neun Stunden sind für Vata-Menschen ideal.

Der typische Pitta-Schlaf

Pias Tag ist durchgetaktet und abends hat sie oft noch richtig Programm. Yogakurs, Dänisch lernen, ehrenamtliche Vereinsarbeit und vieles mehr hält sie auf Trab. Sie schläft oft sofort ein, aber plötzlich ist sie wieder wach und kann nicht wieder einschlafen. Ein typisches Pitta-Problem! Im Urlaub, wenn keine Termine und Abendveranstaltungen ihr Pitta anfeuern, kann sie sich wohlig entspannen. Ihr tut es gut, wenn sie nach dem Abendessen noch etwas spazieren geht und den Abend ruhig ausklingen lässt. Pitta-Menschen profitieren davon, wenn sie nach dem Mittagessen ein wenig in einem bequemen Sessel ruhen können und nachts sieben bis acht Stunden schlafen.

Der typische Kapha-Schlaf

Karla ist ein Kapha-Typ, und wie so viele liebenswerte Kapha-Menschen kann sie sich ganz schlecht motivieren, mehr Bewegung in ihren Tagesplan zu integrieren und dafür weniger zu essen. Meist ist es bei ihr eher umgekehrt. Die Folge ist, dass ihr Schlaf sie nicht erfrischt. Obwohl sie viele Stunden schläft, wacht sie am Morgen zerknittert und lustlos auf. Eine typische Kapha-Erscheinung. Richtig lebendig werden Kapha-Menschen immer dann, wenn sie nach dem Essen 10 Minuten sitzen bleiben und keinen Mittagsschlaf halten. Sechs bis sieben Stunden Nachtschlaf sind für sie ausreichend und das frühe Aufstehen noch vor 6 Uhr belebt sie.

Die besten Ayurveda-Tipps für einen erholsamen Schlaf

1. Vata- und Pitta-Typen sollten vor 22 Uhr im Bett sein, Kapha-Typen vor 23 Uhr.

2. Kapha-Typen essen am besten nach 18 Uhr nichts mehr, Vata- und Pitta-Typen möglichst nach 19 Uhr nichts mehr.

3. Abends nur leicht Verdauliches essen. Siehe auch im Kapitel „Abends früh und leicht" auf Seite 98.

4. Abends einen kleinen Spaziergang machen, ca. 20 Minuten. Er soll dich nicht anstrengen, aber eine zügige Gangart ist gut.

5. Direkt vor dem Schlafengehen nicht mehr fernsehen und nicht mehr am Computer arbeiten. Das ist vor allem für Vata- und Pitta-Typen ganz wichtig.

6. Vata-Tee ist am Abend für alle Dosha-Typen empfehlenswert. Vata-Tee ist im Bio-Laden oder im Online-Handel erhältlich.

7. Etwas warme Bio-Milch mit Safran oder Muskat beruhigt am Abend. Gut ist es für Kapha-Menschen, die Milch mit Wasser zu gleichen Teilen zu mischen. Insgesamt sollte es nur eine Tasse sein. Honig in der Milch ist nur zu empfehlen, wenn die Milch nicht wärmer als 40 °C ist, sonst werden die Enzyme zerstört und möglicherweise wirkt Honig bei dieser Temperatur sogar toxisch. Daran wird noch geforscht.

8. Ein Tee aus 1 TL Fenchelsamen verhilft zu sanftem Schlaf und lindert auch noch gleichzeitig Unwohlsein im Bauch. Auch Melissentee wirkt beruhigend.

9. Das Schlafzimmer sollte eine Oase der Ruhe und eine Freude für die Augen sein. Hier sollte wohlige Ordnung herrschen und warme, beruhigende Farben für eine sanfte Stimmung sorgen.

Eine Änderung deines gewohnten Tagesablaufs nach den ayurvedischen Empfehlungen wird auch bei dir Wunder wirken. Probiere es eine Woche lang aus!

flow,
flow,
flow
flow,

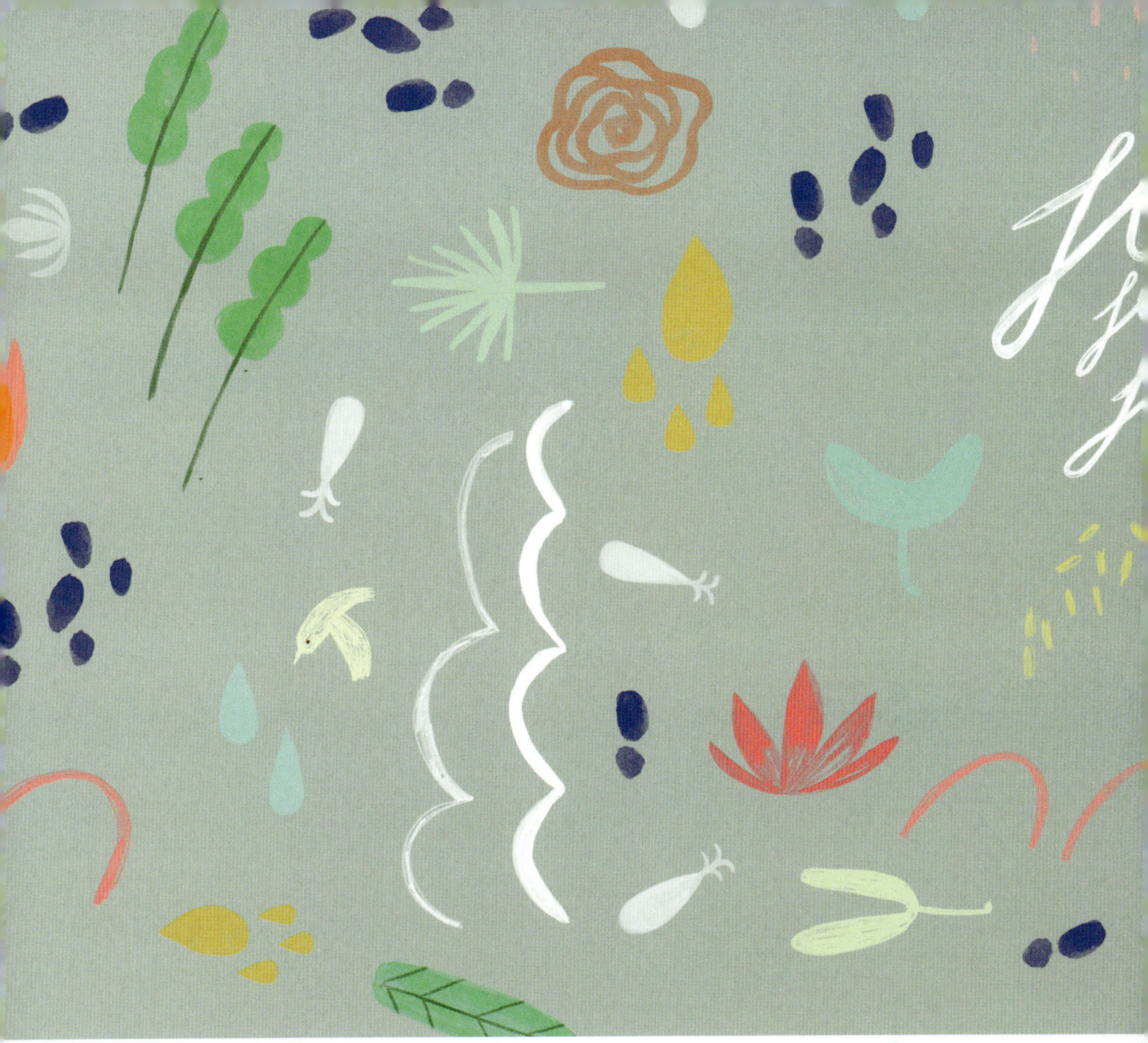

EIN BESONDERES WOCHENENDE FÜR DICH

Weißt du bereits, welcher Dosha-Typ du bist? Dann findest du hier die besten ayurvedischen Tipps, wie du dich am Wochenende verwöhnst, pflegst und ernährst. Den Dosha-Test findest du auf Seite 22.

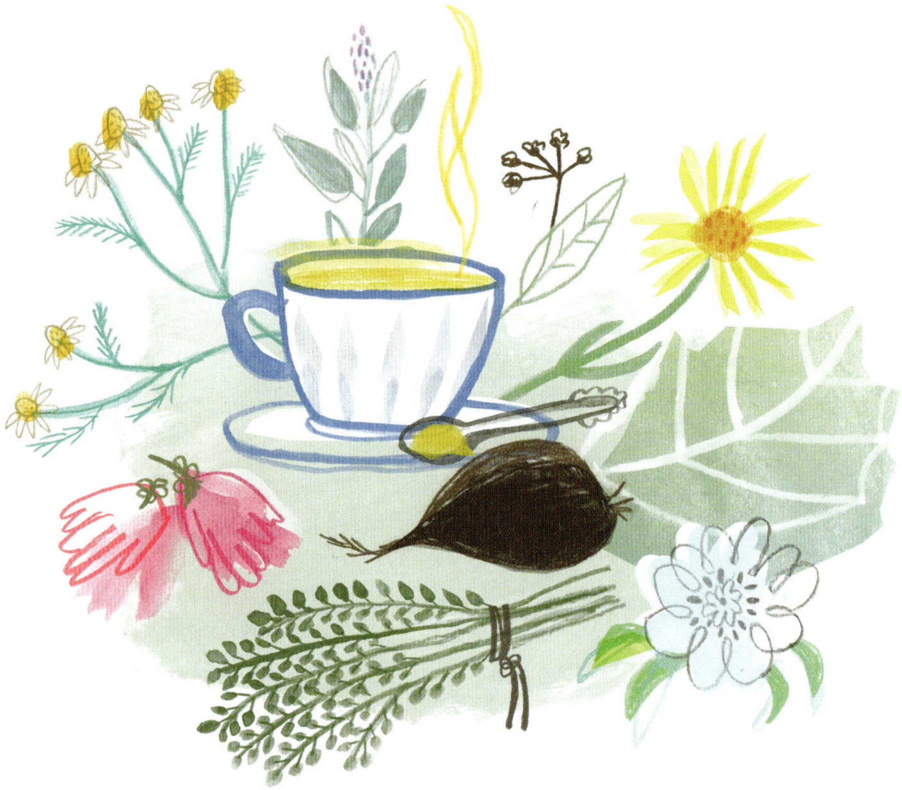

NIMM DIR ZEIT NUR FÜR DICH

Wie du dich am Wochenende oder an freien Tagen am besten erholst, hängt ganz davon ab, welcher Dosha-Typ du bist.

Vata, Pitta und Kapha entscheiden darüber, ob für dich ein Wochenende voller Sport und Aktivität richtig ist oder ob du lieber entschleunigst und ein Abhyanga machst. Vielleicht ist aber auch ein Spaziergang die beste Erholung für dich? Wenn du weißt, welcher Dosha-Typ du bist, dann werden dir die ayurvedischen Empfehlungen sehr helfen. Wenn du ein Mischtyp bist, was die meisten Menschen sind, dann fühle für dich, welches Dosha gerade erhöht ist, und wähle dann dein Wochenendprogramm.

Sensibel, verletzlich und zart besaitet – Vata-Menschen sind wahre Feingeister, voller Ideen und übersprudelnder Phantasie. So viel Lebendigkeit braucht hin und wieder ein Balsam-Wochenende.

BALSAM-WOCHENENDE FÜR VATA-TYPEN

Vicky mit ihrem hohen Vata-Anteil wird die ganze Woche von tausend Ideen angeflogen. Ihre Phantasie beflügelt sie zu Projekten, auf die natürlich nur Vicky kommen kann. Ihre Agenturchefin ist stets hingerissen von ihrer Kreativität, ihre Begeisterungsfähigkeit lässt ihr große Flügel wachsen, auf denen sie von einer Aktion zur nächsten fliegt. Oft genug vergisst sie dabei die Zeit und das regelmäßige Essen, was gerade für sie so wichtig wäre, um stabil und innerlich ruhig zu bleiben.

Und auch am Wochenende geht es in hohem Tempo weiter. Jetzt, findet Vicky, ist endlich Zeit, um die privaten Projekte zu verwirklichen. Aber wie so oft fängt Vicky viel an und verliert dann schnell die Lust. Sie neigt dazu, alles Mögliche auszuprobieren, sich dabei zu verzetteln und hat am Ende doch kein Ergebnis in Händen. Das frustriert sie, macht sie müde und unzufrieden.

Dabei wäre für die zarte Vicky mit ihrem vielen Vata erholsame Ruhe das Beste. Wer von Geburt an, wie sie, viel Vata hat oder auch durch hektisches, digitales Leben viel Vata angesammelt hat, dem empfiehlt der Ayurveda ein entspannendes, ruhiges Balsam-Wochenende.

Freitagabend für Vata-Menschen

Dein Abendessen, leicht verdaulich und vegetarisch, sollte bis 19 Uhr beendet sein und dann gestalte dir den Abend möglichst ohne Computer, Handy und Fernseher und du wirst dich wunderbar erholen. Das mag sich erst einmal unmöglich anhören, aber statt Verzicht empfiehlt Ayurveda lieber austauschen! Tausche digitale Endgeräte mit Dingen, die deinen Sinnen Freude machen.

Gehe früh zu Bett, möglichst schon vor 22 Uhr. Auch wieder eine neue, aber lohnenswerte Erfahrung. Für Vata-Typen wie Vicky sind acht bis neun Stunden Schlaf empfehlenswert. Vata-Typen brauchen eine Weile, bis es im Kopf angekommen ist, dass für sie viel Schlaf und Ruhe das Richtige ist. Wer als Vata-Typ einmal erlebt hat, welch wohliges, samtenes Lebensgefühl sich innerlich ausbreiten kann, wenn alles im Lot ist, wird immer wieder so ein Erholungswochenende einlegen.

Samstag und Sonntag für Vata-Menschen

Wenn Vicky früh zu Bett gegangen ist, dann kann sie problemlos spätestens um 7 Uhr aufstehen. Zähneputzen, Zunge reinigen und Gandusha sind ihre ersten Handgriffe und dann das köstliche Zitronen-Honig-Wasser für den ersten Frischekick.

Morgengruß, Yoga und/oder ein Abhyanga mit sehr warmem, gereiftem Sesam- oder Mandelöl sind der ideale Start in deinen Morgen. Wenn du Sport machst (nicht länger als 20 Minuten und ohne Anstrengung), dann führe das Abhyanga danach durch. Gönne dir ein köstliches Frühstück mit warmem, dampfendem Haferbrei, gerne auch mit etwas Sahne und süßem, reifem Obst. Alles, was warm, süß und nährend ist, beruhigt Vata und entspannt die Nerven. Nimm lieber Sahne, keine Milch! Milch und Obst vertragen sich nicht und können zusammen nur schwer verdaut werden.

Mache alles in Ruhe und immer nur eine Sache zur Zeit.

Zum Beispiel einen leichten Spaziergang im mittleren Tempo, so dass du weder schwitzt noch besonders tief atmen musst. Sportarten wie Walken, Radfahren oder Schwimmen sind für die zierlichen Vata-Menschen am besten geeignet. 15 bis 20 Minuten täglich reichen als sportliche Betätigung für Vata-dominierte Menschen völlig aus. Vata-Charaktere neigen dazu, sich zu verausgaben und ihre Grenzen nicht rechtzeitig wahrzunehmen. Deshalb schaue auf die Uhr und lege fest, wann du aufhören wirst. Wenn du leichten, nicht anstrengenden Sport machen möchtest, dann wäre die Kapha-Zeit von 6 Uhr bis 10 Uhr vormittags am besten. Anstrengender Sport ist ohnehin nichts für die empfindsamen Vata-Menschen.

KEINE ANGST VOR RUHE!

Ruhe dich danach aus und bereite dir mit Genuss ein leicht verdauliches Mittagessen zu (siehe Seite 95). Vata-Menschen haben sehr feine Sinne, sie nehmen Gewürze deutlicher wahr als andere Menschen. Probiere dich durch die ganze Welt der wunderbaren Gewürze, die Vata beruhigen. Vicky liebt es, immer wieder neue Gewürzkombinationen auszuprobieren.

Die Hauptmahlzeit sollte immer mittags sein, denn dann hilft dir Agni, das Verdauungsfeuer, mit seiner ganzen Kraft. So kann dein Verdauungssystem die Nahrung optimal verdauen und du sammelst kein Ama (Stoffwechselrückstände) an. Das Mittagessen sollte warm, nährend, cremig und reichhaltig sein.

UND JETZT EIN MITTAGSSCHLÄFCHEN!

Nach dem Mittagessen dürfen Menschen mit einem hohen Vata-Anteil ein Mittagsschläfchen machen. Sogar im Bett, hurra! Wenn du auf der linken Seite liegst, fördert das deine Verdauung.

Nachmittags ist leichte Aktivität (Freunde besuchen, genussvolles Einkaufen, heiterer Kinofilm, leichte Gartenarbeit ...) ideal, aber immer mit der Ruhe und nur eine Sache zur Zeit. Ein wenig Disziplin tut allen Vata-Menschen gut, vor allem wenn es um Regelmäßigkeit geht. Regelmäßige Essenzeiten und immer zur gleichen (frühen) Zeit zu Bett gehen beruhigt Vata schon eine ganze Menge.

Dein Abendessen sollte leicht verdaulich sein, eine warme Gemüsesuppe mit Dinkelnudeln, Kartoffeln oder Basmatireis wäre jetzt die Krönung eines herrlich entspannenden Tages. Auch Pfannkuchen oder Milchreis (ohne Kuhmilch, stattdessen Sahne oder Pflanzenmilch) beruhigen den nervösen Vata-Geist am Abend.

Gönne dir einen ruhigen, fröhlichen Abend mit Spielen, Lesen oder kreativer Beschäftigung – das wird dir als Vata-Typ ja nicht schwerfallen. Lass Handy, Computer und Fernsehen aus, diese drei Geräte sorgen dafür, dass Vata sich ständig wieder erhöht. Und dann kommt das Beste: Gehe wieder um 22 Uhr ins Bett und schlafe beruhigt in den nächsten Tag.

Den nächsten Tag gestaltest du dir nach diesen Empfehlungen noch einmal so schön.

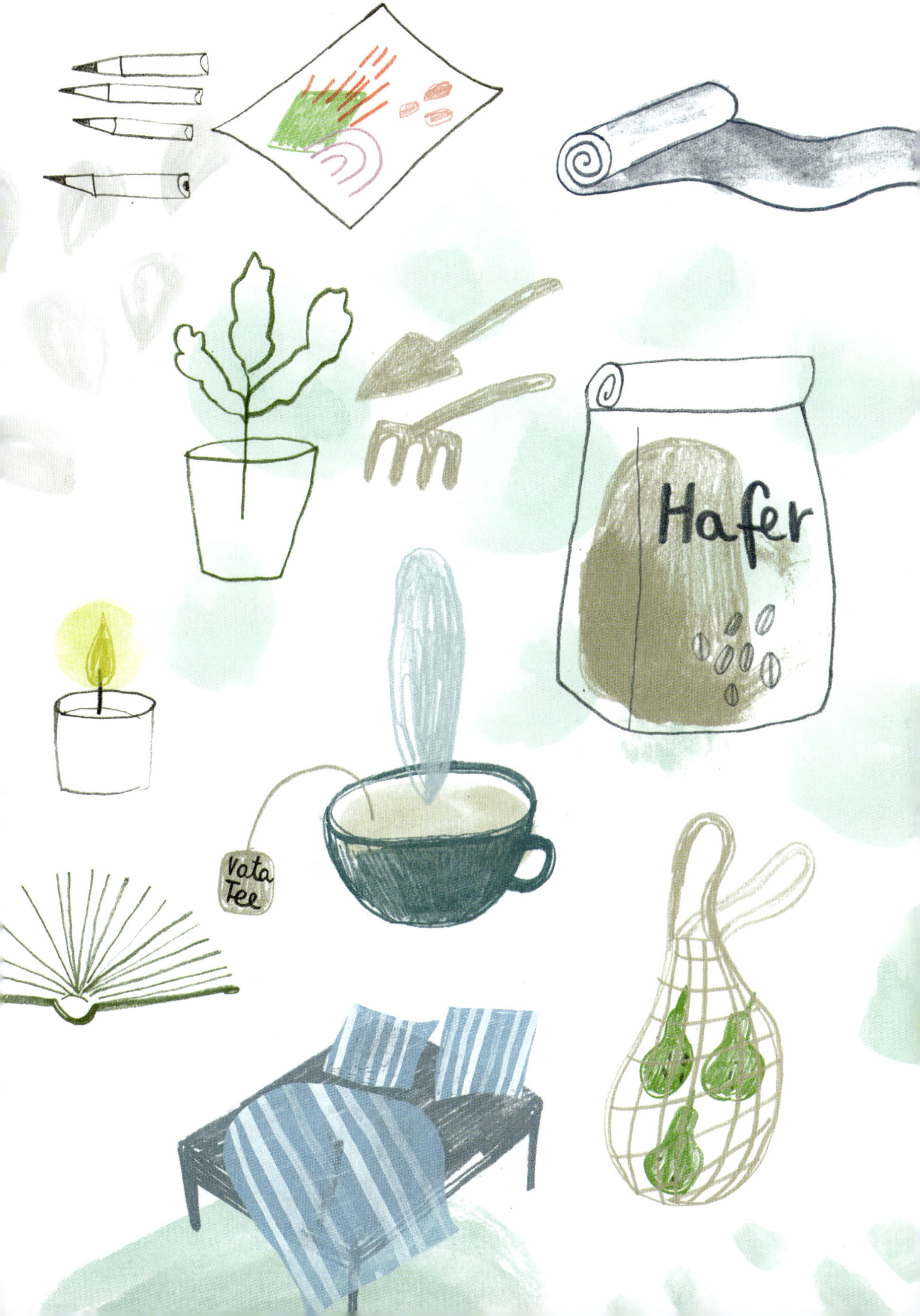
Hafer
Vata
Tee

ERHOLSAMES WOCHENENDE FÜR PITTA-TYPEN

Pia hat ihre Arbeitswoche stets gut geplant. Sie ist immer pünktlich und bestens vorbereitet, ihre Chefin kann sich auf sie verlassen. Was sie Pia überträgt, ist im vorgegebenen Zeitraum fertig und meist besser und früher, als sie es erwartet hat. Dieses Organisationstalent hat ihre Chefin natürlich sofort erkannt, deshalb ist Pia ganz schnell Abteilungsleiterin eines großen Unternehmens geworden.

Auch privat ist Pia immer bestens organisiert. Sie weiß am Mittwoch schon, was sie am Freitagnachmittag einkaufen wird, damit am Wochenende nichts fehlt. Ihr bester Freund ist eine Excel-Tabelle, in ihrer übersichtlich aufgeräumten Handtasche befindet sich immer eine To-do-Liste. Manchmal auch zwei, getrennt nach beruflichen und privaten Dingen. Pia ist schon mit viel Pitta auf die Welt gekommen, deshalb fällt ihr Planen und Organisieren überhaupt nicht schwer und es macht ihr ausgesprochen Freude, Projekte voranzubringen. Aber wenn das Pitta bei ihr überhandnimmt, dann neigt sie zu Verbissenheit, Rechthaberei und Pedanterie. Pitta-Typen haben oft Entzündungen an den Gelenken, Durchfall oder Hitzeanfälle.

Menschen mit erhöhtem Pitta kommen auch am Wochenende nicht zur Ruhe. Statt endlich einmal auszuruhen, werden jetzt erst recht noch die privaten Pläne abgearbeitet – systematisch, zielstrebig und, wenn es sein muss, bis zum Umfallen. Pitta-Menschen überfordern sich und die anderen leicht. Auch unkontrollierte Fressanfälle sind ein Zeichen von zu viel Pitta. Wenn es so weit gekommen ist, dann hat Ayurveda ein besänftigendes und beruhigendes Wochenende für dich.

Pitta-Menschen sind Organisationstalente. Sie arbeiten, wenn es sein muss, bis zur Erschöpfung. Bevor es so weit kommt, zerknülle deine To-do-Liste und lege ein erholsames Ayurveda-Wochenende ein.

Freitagabend für Pitta-Menschen

Pia fällt es oft schwer, sich am Wochenende zu entspannen. Schließlich ist alles durchgetaktet und Müßiggang taucht in ihrem Wortschatz nicht auf. Dennoch ist genau dann, wenn die Planungswut und der Perfektionismus auf dem Höhepunkt sind, das süße Nichtstun richtig für sie. Für Pitta-betonte Menschen ist ein vegetarisches Abendessen vor 19 Uhr ideal. Das kann an kühlen Tagen eine Gemüsesuppe sein, an warmen Sommertagen auch ein Salat.

Das Feuer des Pitta-Menschen wird auch am Abend noch mit der schwer verdaulichen Rohkost fertig. Für Vata- und Kapha-Menschen sind Rohkost und Salat am Abend nicht zu empfehlen, ihr schwächeres Verdauungsfeuer schafft die rohe Nahrung nicht. Pia fühlt sich als Pitta-Mensch mit sieben bis acht Stunden Schlaf am wohlsten. Deshalb empfiehlt der Ayurveda für Pitta-Typen zwischen 22 und 23 Uhr zu Bett zu gehen und spätestens um 6:30 Uhr wieder aufzustehen.

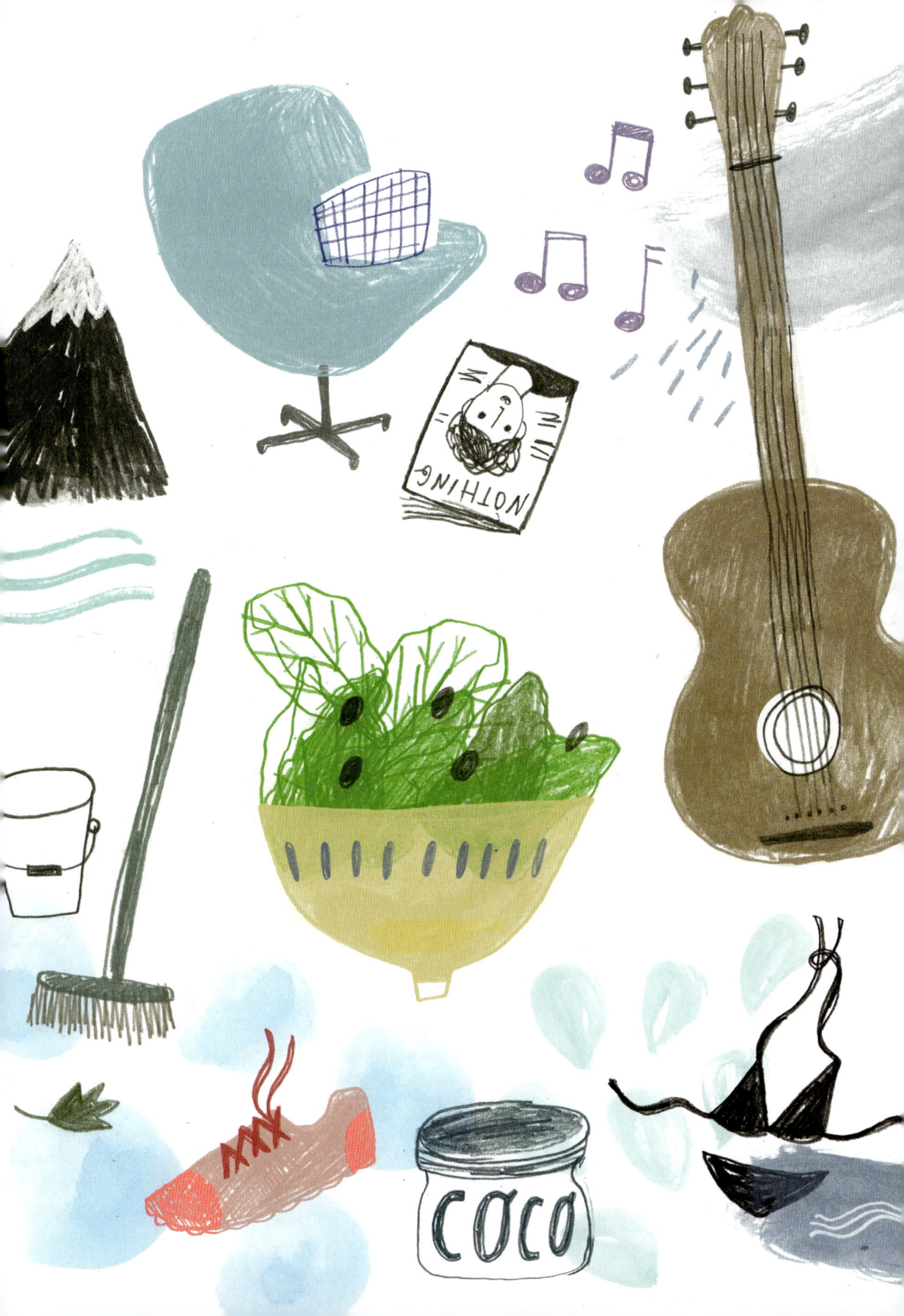
NOTHING
COCO

Samstag und Sonntag für Pitta-Menschen

Den meisten Pitta-Menschen fällt es leicht, morgens aufzustehen. Ihre Pläne und Vorhaben treiben sie aus den Federn. Pia startet mit einem Zitronen-Honig-Wasser und Yoga in den Morgen. Am Wochenende hat sie auch die Muße für Morgengruß und ein Abhyanga, um Stress und Anspannung abzubauen. Dabei ist das kühlende Kokosöl für sie ideal, um das Feuer des Pitta-Doshas zu kühlen.

Wenn du morgens Sport machen möchtest, dann pflege dich erst danach mit dem Abhyanga. Für dich als Pitta-Typ sind Schwimmen, Surfen, Skifahren, Klettern, Radfahren, leichtes Joggen oder Walken und alle Ball- und Teamsportarten ideal. Da du schon viel Feuer in dir hast, sind 30 bis 40 Minuten ausreichend und du solltest dich nur so weit anstrengen, dass du nur leicht schwitzt. Dein Atem darf beim Sport etwas tiefer werden, aber niemals in die Erschöpfung gehen. Da Pitta-Menschen wie Pia zu übermäßigem Ehrgeiz neigen, ist für sie die Mäßigung das oberste Ziel.

WAFFELN ZUM FRÜHSTÜCK

Zum Frühstück empfiehlt der Ayurveda dir als Pitta-Typ einen warmen Getreidebrei mit frischem, sonnengereiftem Obst. Deine starke Verdauung kann aber auch Brot, Brötchen oder auch frisch gebackene Waffeln erfolgreich verstoffwechseln. Nach dem Frühstück, Sport und Abhyanga ist Zeit fürs Nichtstun. Keine Liste abarbeiten, keine E-Mails checken – einfach nur mal da sein. Lesen, Zeitschriften blättern, aus dem Fenster schauen und vor allem nichts Zielgerichtetes tun. To-do-Liste ade!

Pitta-Typen haben ja ein gutes Verdauungsfeuer und können mittags Rohkost in Form eines Salates gut verdauen. Der Salat sollte jedoch nur die Vorspeise sein. Der Hauptgang besteht dann aus Gemüse, Reis, Dhal und Chutney. Kokosmilch beruhigt das hitzige Pitta besonders gut. Wok-Gemüse ist ebenfalls eine gute Empfehlung.

Um das süße Nichtstun zu pflegen, gönne dir nach dem Essen ein kleines Ruhepäuschen auf dem Sofa.

20 bis 30 Minuten Ruhe, am besten auf der linken Seite liegend, vollbringen kleine Entspannungswunder.

JETZT ABER RAN!

Nachmittags kannst du alles erledigen, was in Haus und Garten, Keller und Schuppen auf deine ordnende Hand wartet. Schließlich möchte deine Ordnungsliebe auch einmal wahrgenommen werden. Komme aber rechtzeitig am Abend wieder zur Ruhe, vielleicht solltest du dir tatsächlich eine Uhr stellen? Das leicht verdauliche Abendessen genieße bis spätestens 19 Uhr. Ideal sind Suppen oder Eintöpfe, begleitet von Weizen-, Mais- oder Dinkelbrot mit etwas Butter und Frischkäse.

Abends liebt Pia es, wenn sie mit ihrem Mann Musik machen kann. Sie spielt Gitarre, ihr Mann hat eine wunderbare Stimme und zusammen singen sie gerne. Manchmal kommen auch noch Freunde dazu. Jetzt blüht ihr Herz auf. Das Singen und Spielen kann sie dann auch wirklich ganz ohne Anstrengung genießen, sie muss endlich einmal nichts perfekt machen. Wenn sie sich von ihrem Pitta-Stress erholen möchte, dann bleiben Fernseher, Laptop und Handy aus. Kaum hat sie ihr Buch oder Strickzeug in den Händen, kann sie sich darin völlig fallen lassen.

Damit sich das feurige Pitta wirklich gut abkühlen kann, ist eine frühe Nachtruhe sehr empfehlenswert. Um 22 Uhr beginnt nach der ayurvedischen Einteilung die Pitta-Zeit. Dann ist es gut, bereits im Bett zu liegen. Nachts werden übrigens während der Pitta-Zeit die Eindrücke des Tages verdaut.

Den Sonntag verbringt Pia gerne genauso, dann fühlt sie sich am Sonntagabend ausgeglichen und ruhig wie eine zufriedene Katze.

BEWEGTES WOCHENENDE FÜR KAPHA-TYPEN

Karla freut sich schon immer aufs Wochenende. Endlich nichts tun, lange schlafen, auf dem Sofa liegen, lesen und mal so richtig faul sein. Als Grundschullehrerin sehnt sie sich danach, dass es ruhig um sie herum ist, obwohl sie ihre Schulkinder liebt und gerne in die Schule geht. Sie ist bei ihren Kindern so beliebt, weil sie immer geduldig und so herzlich ist. Wenn eines der Kinder einmal Kummer hat, findet es in den rundlichen Armen von Karla liebevollen Trost.

Karla hat viel Kapha und führt deshalb auch immer einen Kampf mit ihrer Waage. Aber ihre Fröhlichkeit und Gelassenheit können dann ganz schnell wieder darüber hinwegsehen, dass ihre Laufschuhe sie schon seit Wochen vorwurfsvoll aus der Ecke anschauen. Sie kann sich einfach nicht aufraffen, nach einem anstrengenden Schultag oder am Wochenende Sport zu machen.

Das Sofa gewinnt meist mit seinen Verlockungen, und obwohl sie die Schokolade immer in der hintersten Ecke der untersten Schublade „versteckt", mogelt sie sich immer wieder in den Vordergrund. Das ist typisch für alle Menschen mit viel Kapha. Um wieder in Balance zu kommen, empfiehlt Ayurveda immer das Gegenteil zu verstärken.

Ayurveda empfiehlt,
immer in Balance zu bleiben.
Wenn du dich während der
Woche müde fühlst, dann bringt
Bewegung wieder Frische und
Freude zurück.

Freitagabend für Kapha-Menschen

Wenn du wie Karla viel Kapha hast, entweder von Geburt an oder durch ein zu träges Leben, dann ist für dich Bewegung das Richtige. Und das bedeutet sowohl körperlich als auch geistig stets in Bewegung zu bleiben. Neues ausprobieren, Neues kennenlernen ist für Kapha-Menschen genau richtig.

Am Freitagabend wäre für dich ein flotter, langer Spaziergang ideal. Jede körperliche Betätigung darf dich ins Schwitzen bringen, das kurbelt deinen Stoffwechsel an und belebt dich und deine Verdauung. Als Kapha-Typ brauchst du am wenigsten Schlaf, gehe dennoch so rechtzeitig ins Bett, dass du am Samstag- und Sonntagmorgen noch vor 6 Uhr aufstehen kannst.

Samstag und Sonntag für Kapha-Menschen

Ganz gegen die liebgewonnene, aber gar nicht wohltuende Gewohnheit, am Wochenende lange zu schlafen, empfiehlt der Ayurveda allen Kapha-Menschen, noch vor 6 Uhr aufzustehen - auch am Wochenende! Von 2 Uhr bis 6 Uhr morgens herrscht die Vata-Zeit und somit beginnt die Kapha-Zeit um 6 Uhr. Es ist also besser, den Schwung und die Lebendigkeit der Vata-Zeit mit in den Tagesbeginn hineinzunehmen, als sich in der schwereren Kapha-Zeit aus dem Bett zu schälen.

Die Morgenroutine beginnt mit Zähneputzen, Zunge reinigen und Gandusha. Ein halber Liter Zitronen-Honig-Wasser (siehe Seite 81) auf nüchternen Magen kurbelt den Stoffwechsel an und ist ein prima Fänger der freien Radikale. Und dann geht es rein in die Sportschuhe und raus in die Natur. Da Kapha-Typen viel Energie haben und eine hohe Ausdauer besitzen, dürfen sie sich gerne eine ganze Stunde lang kräftig bewegen und ordentlich schwitzen.

Das anschließende Abhyanga mit mäßig warmem Sesamöl führt Karla mit kräftigen Strichen und deutlichem Druck aus. Auch das regt die Zelltätigkeit an und belebt den oft recht trägen Kapha-Typ. Karla fühlt sich am wohlsten, wenn sie bis zur Mittagszeit nichts isst. Kapha-Menschen können meist gut auf ein Frühstück verzichten, das ist gut so! Wenn der Hunger sich aber doch meldet, dann empfiehlt dir Ayurveda einen kleinen Gerstenflockenbrei mit einem würzigen, leicht scharfen Kompott.

Die Zeit bis zum Mittagessen kannst du dir mit Yoga, Meditation, Tanzen oder dem Ausprobieren von etwas Neuem vertreiben.

Scharfe Gewürze, bittere und herbe Gemüsesorten sind bei hohem Kapha-Anteil ideal. Ein leckeres, scharfes Chutney, Gemüse und Hülsenfrüchte sind die besten Bestandteile deines belebenden Mittagessens. Verwende wenig Fett oder Öl, meide Zucker und genieße Rohkost, wie Salat, nur in kleinen Mengen. (Siehe Seite 97.)

Ein Mittagsschläfchen ist für alle Kapha-Menschen gar nicht zu empfehlen. Nutze die Mittagszeit für Dinge, die du schon immer einmal erledigen wolltest. Da wartet bestimmt schon einiges.

Ayurveda empfiehlt immer ein Ungleichgewicht mit dem Gegenteil auszugleichen. Wenn du dich, genau wie Karla, während der Woche oft müde und schlapp fühlst, dann bringt Bewegung im Kopf und im Körper wieder Frische und Freude zurück. Überlege dir eine Taktik, wie du am Wochenende immer in Bewegung bleiben kannst, wie du anregende Gespräche führen kannst, Unbekanntes entdeckst und voller Neugierde durchs Leben streifst. Das geht mit anderen zusammen am besten.

Aber auch Kapha-Typen sollten am Abend zur Ruhe kommen und keine schweißtreibenden Tätigkeiten oder Sport ausüben. Das Abendessen ist mit einer klaren Gemüsesuppe ideal. Kräftig bis scharf gewürzt, heizt sie der Verdauung ein und wird gut verstoffwechselt. (Siehe Seite 99.)

Karla verbringt auch den Sonntag nach diesen Empfehlungen und fühlt sich nach so einem Wochenende immer wie neu geboren, voller Energie und Elan.

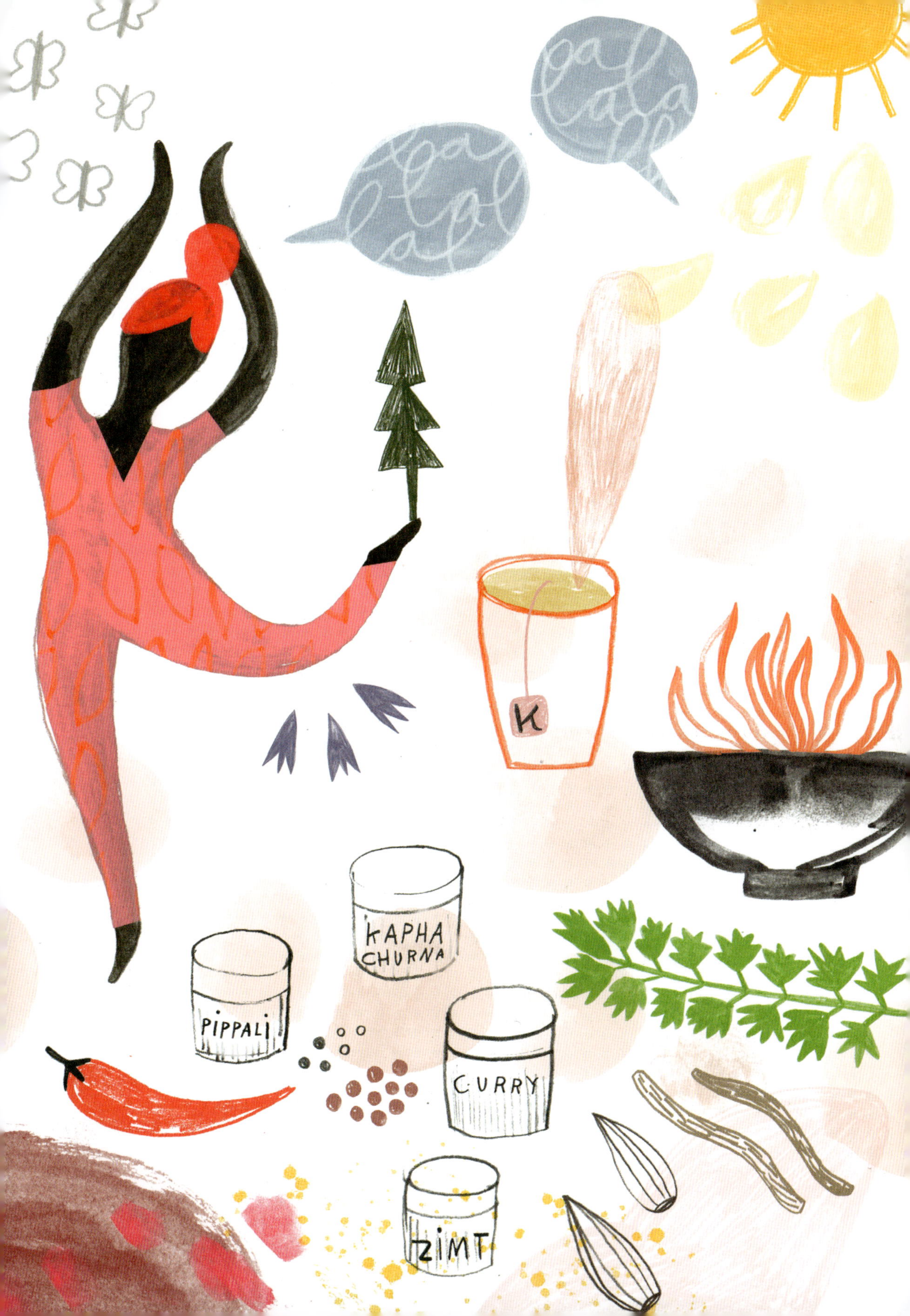
K
KAPHA
CHURNA
PIPPALI
CURRY
ZIMT

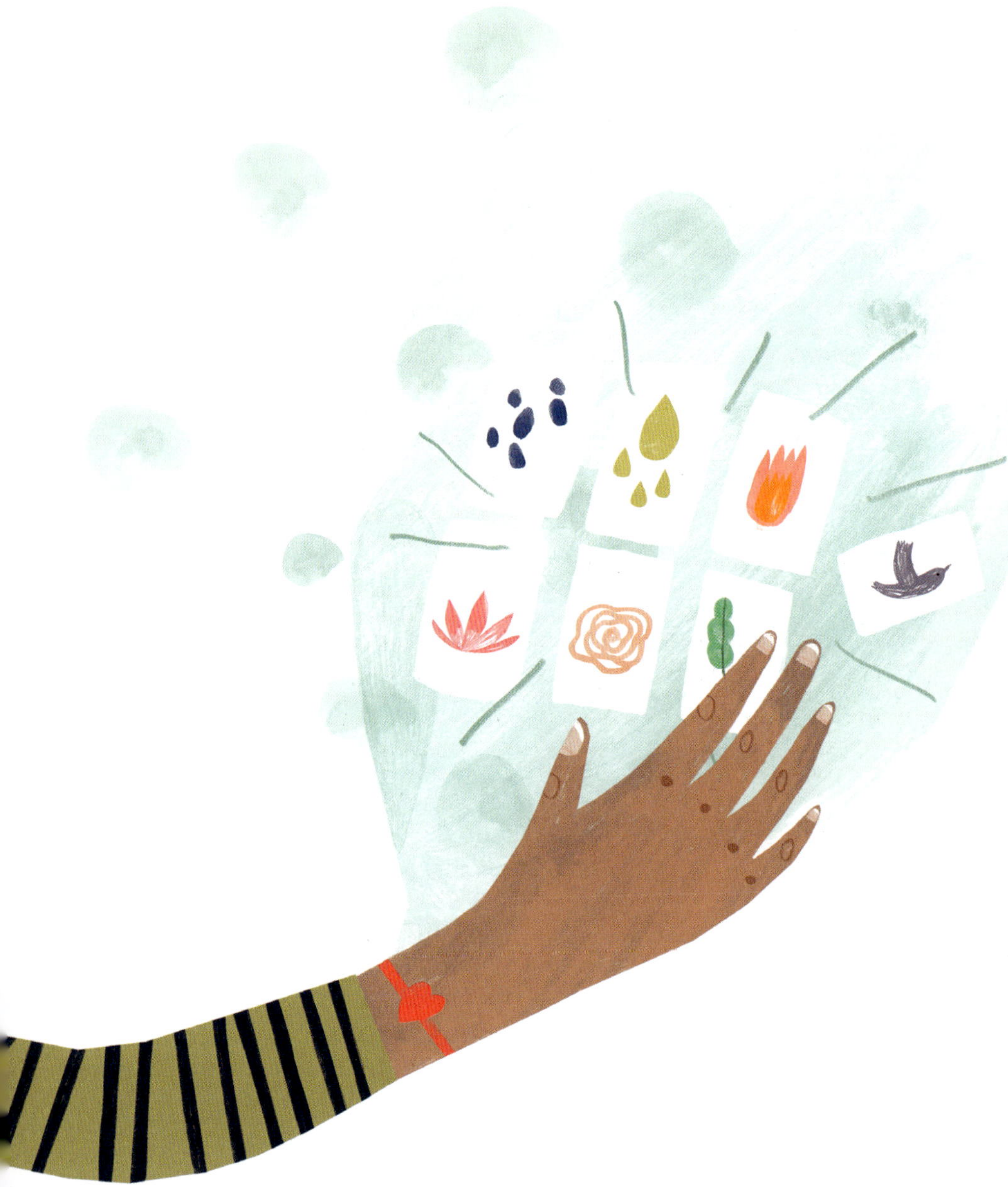

AYURVEDA-BINGO

Ayurveda kann anstrengend sein, wenn man sofort alles richtig machen will. Oder du kannst jede Menge Spaß haben, wenn du nur das machst, was genau in diesem Moment zu dir passt. Komm in den Ayurveda-Flow!

Spiel mal wieder! Um herauszufinden, was genau in diesem Moment zu dir passt, gibt es das Ayurveda-Bingo, natürlich für jeden Dosha-Typ individuell. Auf der hellblauen Seite findest du abwechslungsreiche Ideen, wie du dein Vata beruhigen kannst. Die hellrote Seite mit kühlenden Ideen ist für Pitta-Menschen gedacht und auf der grünen Seite suchen sich Kapha-Menschen das Passende aus – mit geschlossenen Augen und mit einem Finger, der absichtslos über die Seite fährt.

ES GIBT KEINE ZUFÄLLE

Du wirst staunen, wie gut der Treffer, den du gelandet hast, zu dir passt. Es gibt ja schließlich keine Zufälle. Wusstest du, dass Ayurveda deine Intuition verbessert? Je länger du dich mit diesem faszinierenden Gesundheitssystem beschäftigst, umso mehr wirst du mit der Zeit erspüren, was dir gerade im Augenblick guttut. Dieses Bingo-Spiel bringt dich in den Flow!

Schlafe heute
9 Stunden

Beginne den
Tag mit einem
Abhyanga

Heute ein
Mittagsschläfchen

Mache
dir deinen
Lieblingstee

Iss dreimal eine
warme Mahlzeit

Abendessen
vor 19 Uhr

AYURVEDA-BINGO FÜR VATA-MENSCHEN

Schließe die Augen und fahre mit dem Finger über die Seite. Halte an, öffne die Augen und konzentriere dich ganz auf diese Idee.

Dreimal tief
durchatmen

Gehe spazieren

Sag deinen
Ängsten hallo!

Sprich bewusst
langsam

Gönne dir eine
Fußmassage

Genieße ein
römisches
Dampfbad

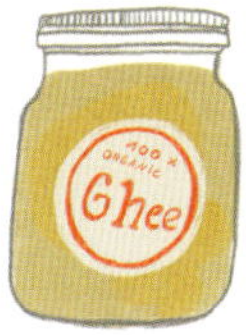

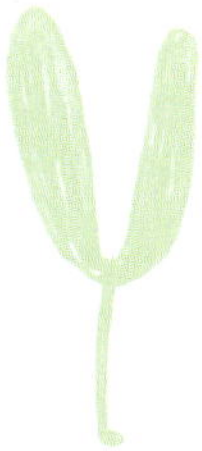

Mach etwas
Verrücktes

Höre beim Sport
auf, wenn du
schwitzt

Rühre Sahne in
deinen Haferbrei

Bleibe nach dem Essen 10 Minuten sitzen

Mache drei Yogaübungen

Bringe dein Smartphone ins Nebenzimmer

Kreise jede Stunde deine Arme

Gehe schwimmen

Lobe dich ausführlich

Mache doppelt so viele Pausen wie sonst

AYURVEDA-BINGO FÜR PITTA-MENSCHEN

Schließe die Augen und fahre mit dem Finger über die Seite. Halte an, öffne die Augen und genieße mit dieser Idee den Tag.

Schau 10 Minuten
aus dem Fenster
und träume

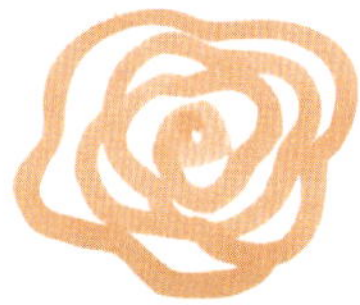

Zieh etwas
mit Blumen-
muster an

Mache etwas,
das keinen
Zweck erfüllt

Nimm Rosenöl
und Rosenwasser

Beantworte
E-Mails erst
morgen

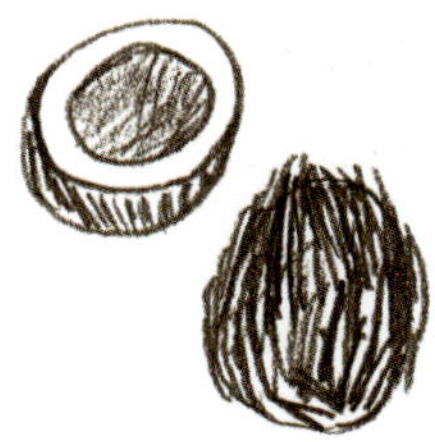

Koche dir etwas
mit Kokosmilch

Atme am
offenen Fenster

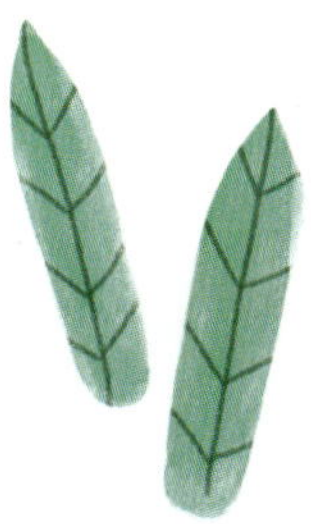

Schau in die
Baumwipfel

Bestehe einen mutigen Moment

Stehe vor 6 Uhr auf

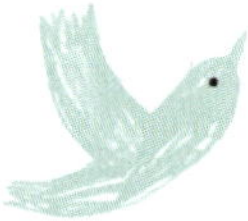

Miste eine Schublade aus

Kläre einen lange währenden Konflikt

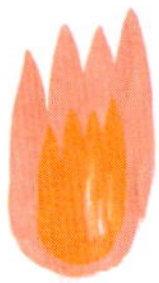

Mach etwas, was du schon lange ausprobieren wolltest

Koche dir abends eine scharfe Suppe

Gehe in die Sauna

AYURVEDA-BINGO FÜR KAPHA-MENSCHEN

Schließe die Augen und fahre mit dem Finger über die Seite. Halte an, öffne die Augen und lass dich für heute inspirieren.

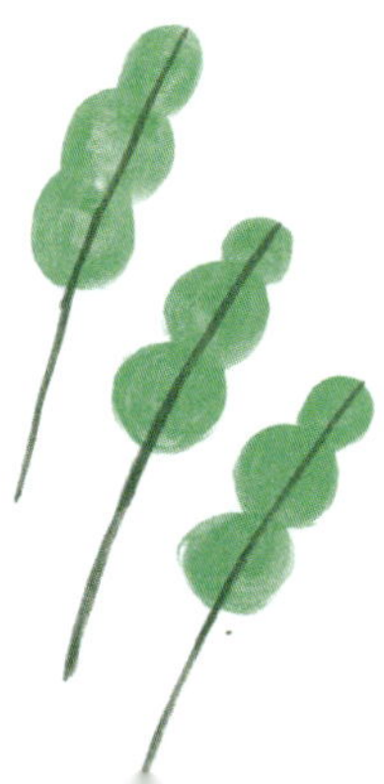

Engagiere dich
ehrenamtlich

Notiere drei
Dinge, die du
heute erledigen
willst

Mache einen
Spaziergang
schnellen
Schrittes

Würze mit
Kurkuma, Zimt
und schwarzem
Pfeffer

Tanze wild und
ausgelassen

Mache dir
eine Kanne
Ingwertee

Singe laut mit

Verschenke
gelesene Bücher

Dein Raum für eigene Notizen

Dein Raum für eigene Notizen

Dein Raum für eigene Notizen

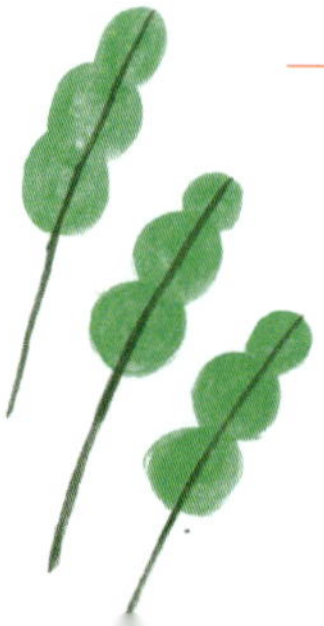

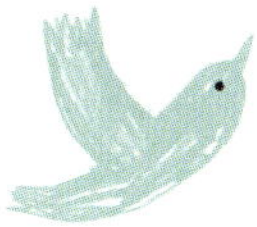

Dein Raum für eigene Notizen

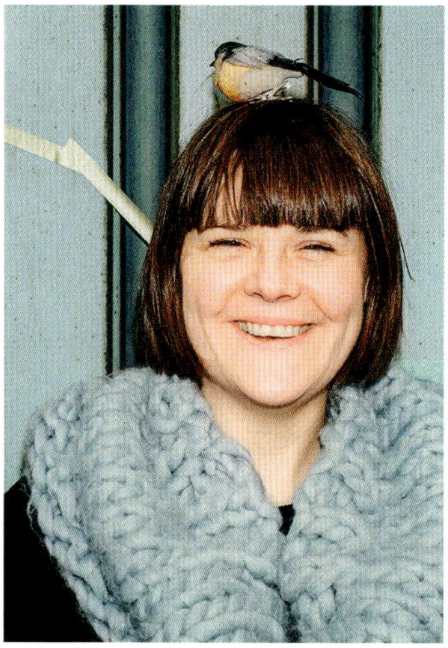 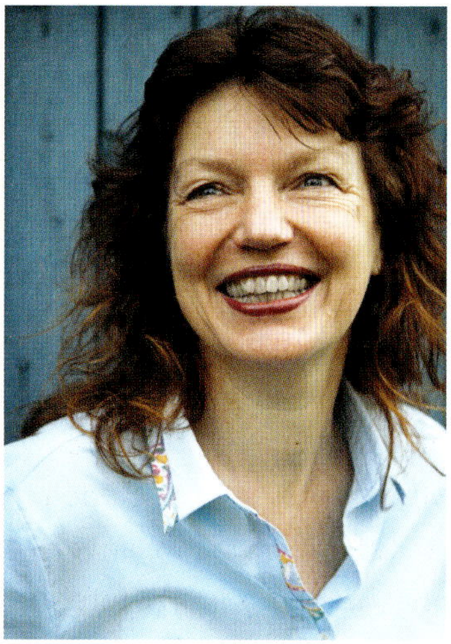

Fotos: Bernhard Handick (l), Melanie Cousson (r)

Über uns

Mareike Engelke
Illustratorin

Mareike denkt in Bildern, in Knallfarben und -kontrasten, mal lustig und mal melancholisch, aber immer mit Gefühl. So, wie das Leben halt ist. Solange auf ihrem Schreib-Mal-Zeichentisch eine Vase mit Blumen steht, ist alles in Ordnung.

Aufgewachsen am Niederrhein, verbrachte sie viel Zeit in der Familiengärtnerei und absolvierte nach dem Abitur ein Design-Studium an der Hochschule Niederrhein in Krefeld. Seither illustriert sie Kinderbücher, Zeitschriften-Artikel und neuerdings auch Ayurveda-Bücher.

Sie lebt mit ihrer Familie in Duisburg. Ihre Familie ist ihr Mann und ihre zwei Kater.

Aktuelles zeigt sie auf Instagram: @marei_engelke und auf ihrer Webseite: **mareikeengelke.de**

Lisa Fenger
Texterin

Lisa liebt Buchstaben, aber Zahlen waren ihr schon immer suspekt. Seit den 1990er Jahren schreibt Lisa als Werbetexterin für Kunden im ganzen deutschsprachigen Raum. Seit über zwanzig Jahren lebt und kocht sie ayurvedisch.

Seit 2015 schreibt sie nun auch ayurvedisch – ihren eigenen Blog über Ayurveda: **ayurveda-schatztruhe.de**

Über diesen Blog haben Lisa und Mareike zusammengefunden und nun haben sie ihr erstes gemeinsames Buch realisiert.

Lisa ist in Bayern aufgewachsen und entdeckte nach dem Abitur Hamburg als ihre Lieblingsstadt. Dort lernte sie auch ihren Mann kennen, mit dem sie inzwischen vor den Toren Hamburgs mitten in der stillen Natur lebt.

Wir können nicht ausschließen, dass sich dein Leben nun positiv verändern wird.

BIBLIOGRAPHISCHE INFORMATION DER DEUTSCHEN NATIONALBIBLIOTHEK
Die Deutsche Nationalbibliothek verzeichnet diese Publikation in der Deutschen Nationalbibliographie; detaillierte bibliographische Daten sind im Internet über http://dnb.d-nb.de abrufbar.

Originalausgabe
2. Auflage, Krummwisch bei Kiel 2020
D-24796 Krummwisch
www.koenigsfurt-urania.com www.bewusst-und-gesund-leben.de

Projektleitung und Lektorat: Susanne Kirstein, München
Korrektur: Marianne Glasser, Röslau
Umschlaggestaltung, Satz und Layout: Mareike Engelke
Druck und Bindung: Finidr s.r.o.

FSC MIX Papier aus verantwortungsvollen Quellen FSC® C014138 www.fsc.org

Printed in EU
ISBN 978-3-86826-186-8

Product footprint CO_2 Neutral NC-CFM-015258 www.nepcon.net

Was wir noch sagen möchten

Ich bedanke mich herzlich bei Lisa, die meine Idee, die mir an einem stürmischen Dezember-Tag zuflog, (Vata-Zeit!), wie selbstverständlich aufnahm. Ich bedanke mich herzlich beim ganzen Verlagsteam, welches unser noch flüchtiges Buchkonzept von der ersten Sekunde an mit viel Begeisterung begleitet hat. Danke an meine allerallerbeste Freundin Fee, die sich von meinem Ayurveda-Spleen hat anstecken lassen und mit der ich jetzt im Atelier die neuesten Erkenntnisse austauschen kann. Und nicht zuletzt ein Danke und viel Liebe an meinen Mann Dominik, der unmögliche Arbeitszeiten toleriert, uns Haferbrei kocht und jetzt dauernd den Satz: „Also, aus ayurvedischer Sicht …" ertragen muss. – Mareike im Januar 2020

Seit 2015 schreibe ich einen Blog über Ayurveda, aus lauter Begeisterung, was man mit Ayurveda alles gewinnen kann: Gesundheit, Lebensfreude, unbändige Energie. Und dann kam plötzlich diese E-Mail von Mareike, ob ich nicht einmal ein Buch über Ayurveda machen wolle. Ja, ja, ja! So sehr gerne wollte ich. Danke, Mareike, dass du mir genau im richtigen Moment geschrieben hast. Danke an den Verlag und all die großartigen Menschen, die dort arbeiten und die mit so viel Warmherzigkeit und Professionalität mein Schreiben begleitet und betreut haben. Und danke an meinen lieben Mann Ulli, der mich normalerweise mit liebevoller Strenge (typisch Pitta) an normale Arbeitszeiten erinnert. Für dieses Buch aber hat er eine Ausnahme gemacht (typisch Vata) und mich mit all seiner Liebe und Fürsorge unterstützt (typisch Kapha). – Lisa im Januar 2020

WEITERE BÜCHER BEI KÖNIGSFURT-URANIA:

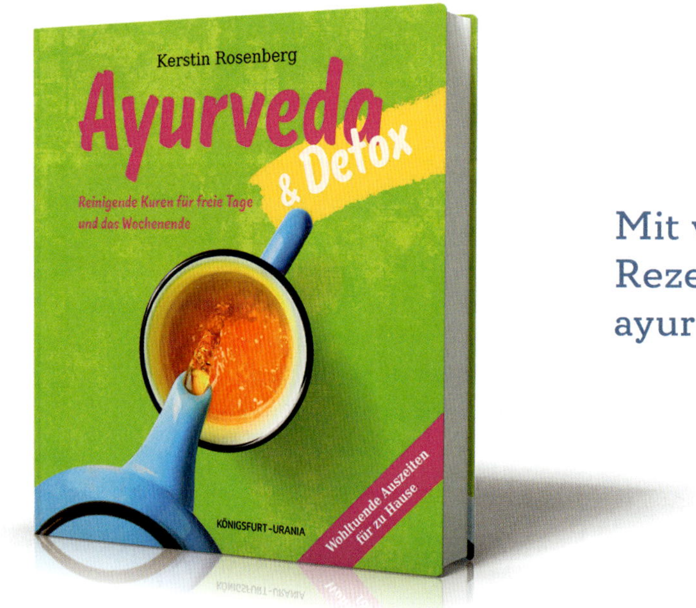

Mit vielen leckeren Rezepten aus der ayurvedischen Küche.

WOHLTUENDE AUSZEITEN FÜR ZUHAUSE

Die renommierte Ayurveda-Spezialistin Kerstin Rosenberg stellt kleine ayurvedische Detox-Kuren vor, die Sie bequem an freien Tagen oder am Wochenende zu Hause durchführen können. Mit Kräutern und Ölen zur Entgiftung und Regeneration, zur Immunstärkung sowie zur sanften Gewichtsreduktion.

Kerstin Rosenberg

AYURVEDA & DETOX

Reinigende Kuren für freie Tage
und das Wochenende

ISBN 978-3-86826-169-1

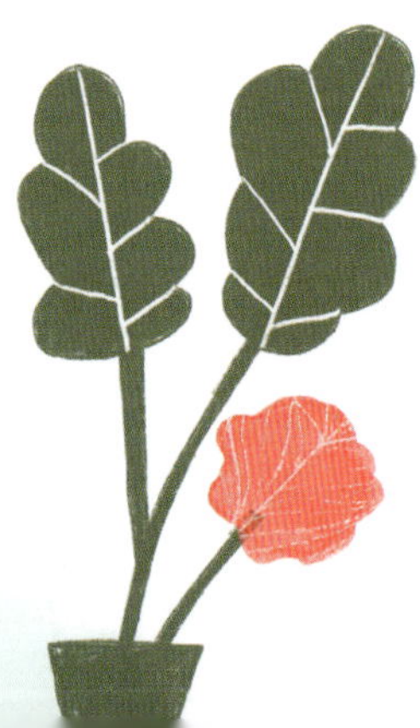

Spürst du, dass etwas in dir weiß,
was dir gut tut und was nicht?
Mit Ayurveda stärkst du diese innere
Stimme, deine innere Intelligenz.
So kommst du in deinen Flow.

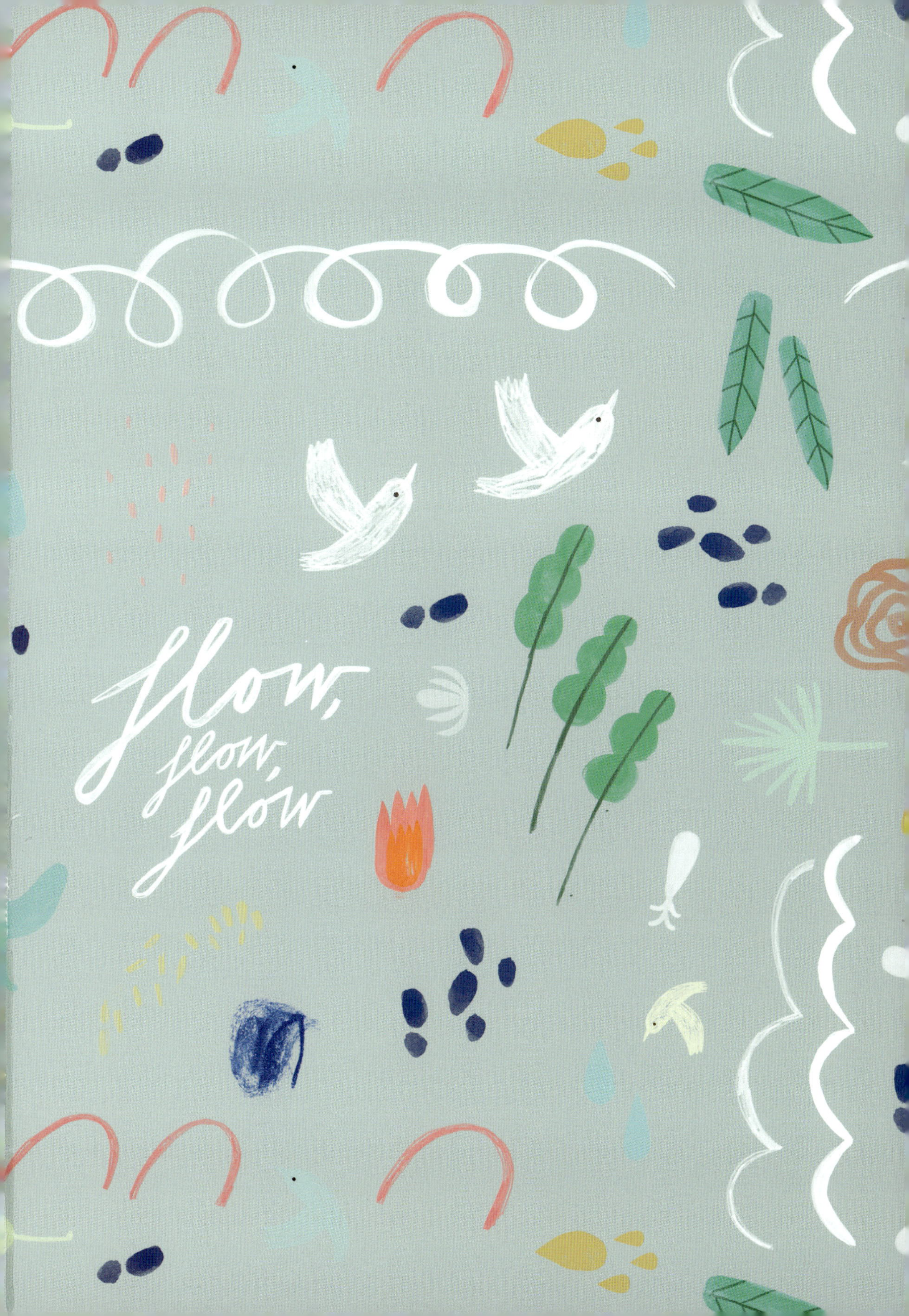
flow,
flow,
flow

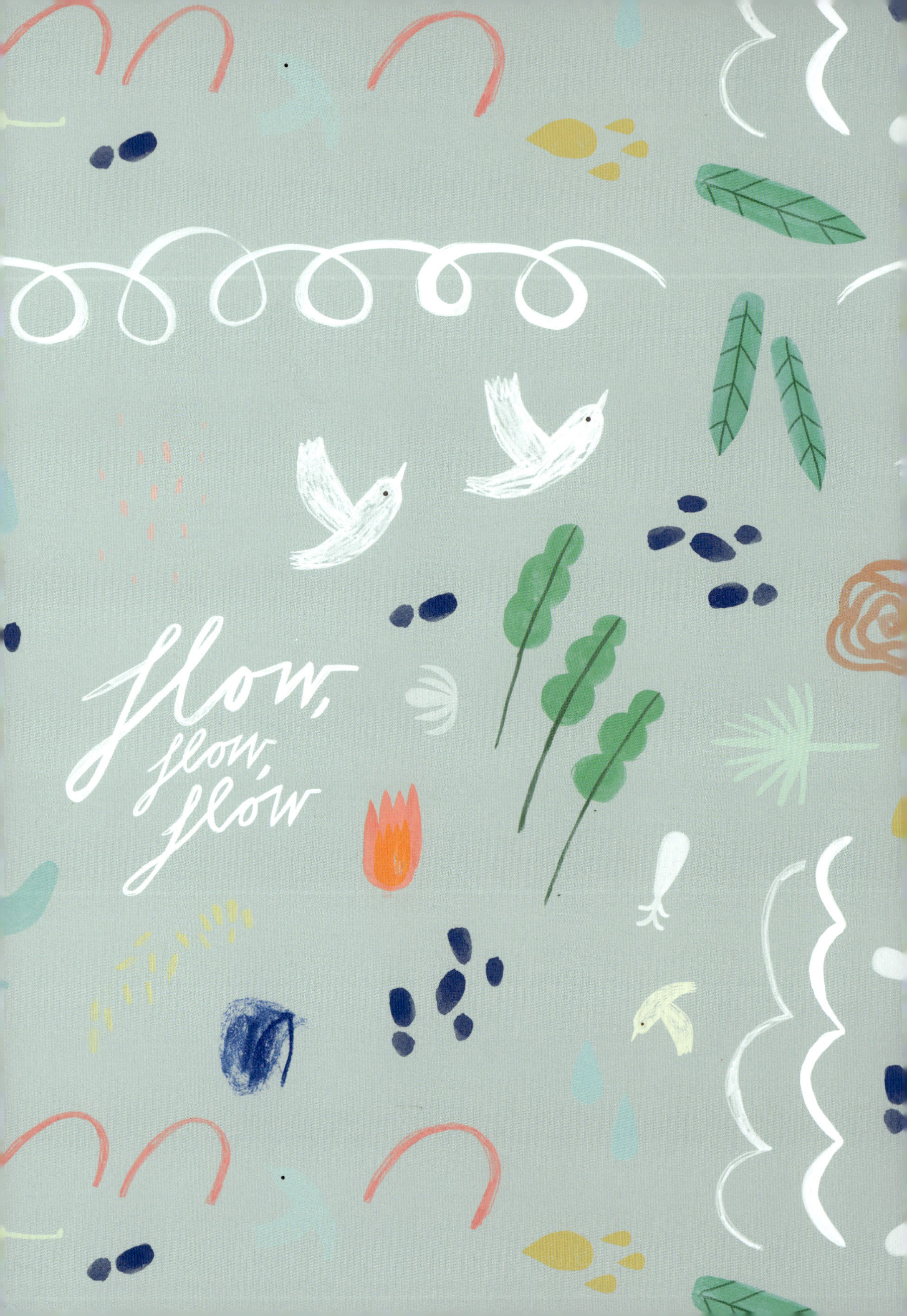
flow, flow, flow